牛津非常短講 009

A VERY SHORT INTRODUCTION

Les Iversen

DRUGS

賴盈滿 譯

萊・伊維森

藥

目次

第三章　醫療用藥物

配圖列表

第一章　歷史

藥物（drug）是指刻意服用以獲得預期效果的化學物質。有些藥物是醫療用途，意在治療疾病，有些藥物則是爲了產生令人愉悅的反應。兩種用途都由來已久。人類最初靠狩獵採集爲生，必須認識周遭的數千種植物，分辨哪些可食、哪些有毒。藉著嘗試錯誤法，我們的先祖還不斷累積知識，知道哪些植物或天然物質可以舒緩疼痛或治療病症。服用藥草並非人的專利。動物行爲研究發現，生病的黑猩猩有時會食用平常不吃的植物，以驅除體內的寄生蟲。

人類起初認爲死亡並非自然現象，重病是出於超自然因素，例如敵人作祟、惡魔附身或冒犯神祇而被取走靈魂，因此治療主要靠反擊咒語、符籙、魔法藥水、吸魂（suction）等手法將遊魂召回體內。另一方面，感冒和便祕之類的小病痛則被視爲常態，找得到草藥就用草藥解決。文字誕生以前，藥草知識全靠口耳代代相傳，最終成爲職業，名爲「巫醫」、「薩滿」或「醫巫」（medicine man）。這些人通常熟悉醫療知識，而且會結合魔法和宗教儀式，在群體裡具有極大的力量與權勢。當時幾乎所有人都相信，靈體既能爲善也能爲惡，可以引發疾病，因此藥物知識和迷信混在一起並不令人意外。

藥典

草藥的最早文字紀錄來自古代中國。這部最早的藥典名爲《神農本草經》，成書於西元二世紀的漢代。書中羅列了三百六十五種草藥，是中醫發展的重要基礎，後來經過多次增補。其中一次尤其重要，那就是十六世紀明朝李時珍修訂完成的《本草綱目》。全書共計五十二卷，載藥一千八百九十八種，藥材包括植物、動物與礦物。李時珍是最早以科學手法研究藥物的學者。他親自檢視了許多古代療法的作用，去除了大量無用資訊，並刪掉一些有毒藥方。藥理學是研究藥物的科學，因此李時珍可說是第一位藥理學家。他還編纂了最早一部藥典，指引讀者如何辨識複方藥。

草藥在中醫的地位至今不墜，其中不少有效成分納入了西方醫學。傳統中醫會依據哲學原理混合多種藥材形成複方，以調和陰陽，恢復五臟、五行和五色平衡。這套開藥法非常複雜，和西方醫學使用單一化學物質對治單一病徵的用藥方式極爲不同。

古印度的阿育吠陀醫學已有三千年之久，至今依然風行亞洲。這套系統同樣以天然藥物爲重，並且通常是複方。但比起相對溫和無毒的中藥，阿育吠陀的療法往往較爲激烈，從藥物催吐、瀉藥或灌腸劑清腸到放血都很常見。古埃及（西元前二〇〇〇—一五〇〇）同樣留下了不少醫學典籍，記載許多草藥和天然藥物的作用，像是決明屬、蜂蜜、百里香、刺柏、乳香、孜然和藥西瓜（消化）；石榴根和天仙子（驅蟲）；亞麻、櫟癭、松焦油、嗎哪、楊梅、老鼠簕、蘆薈、藏茴香、雪松、芫荽、絲柏、接骨木、茴香、大蒜、野生萵苣、金蓮花、洋蔥、紙草、罌粟、番紅花、懸鈴木和西瓜。

其他文明也有系統化的藥典。現代醫學之父希波克拉底創立了最早的「理性」（或「科學」）醫療學派，使用的天然藥物多達數百種。古希臘的迪奧斯科里德斯於西元五十五年出版了影響深遠的《藥物論》，在接下來的一千六百年成爲絕對的權威。西元六十年，古羅馬的老普林尼出版了《自然史》，書中收錄的草藥與天然療法數量是當時之最。草藥在其他時代或地區也很盛行，例如中世紀的阿拉伯世界與歐洲，其中以卡爾培柏（一六一六—一六五四）撰寫的英國藥草醫典最爲有名，書中結合了藥草療法與占星學。BOX1是卡爾培柏主張紫草擁有許多醫療用途的一個例子。

草藥主宰了醫學許多世紀，其中有些處方強而有效，卻也夾雜不少神話。根據「徵象說」（Doctrine of Signatures），治病處方可以靠藥草擁有的某些屬性或「徵象」來辨識。例如肺草（Pulmonaria）形狀很像肺組

BOX1卡爾培柏論紫草

新鮮紫草根搗碎，鋪在皮革上，敷於痛風處，立刻就能緩解疼痛；同樣的方法也能緩解關節疼痛，對濕性潰瘍和壞疽、壞死之類的症狀也很有益處。人們經常發現此方很有幫助。

（卡爾培柏，1649年）

織，因此用來治療呼吸疾病；番紅花因爲色黃，所以用來治療黃疸；風茄和人蔘的根狀似人體，因此用來治療許多病痛。

科學醫學的時代

文藝復興時代，歐洲主要醫學院校出現了新的實驗醫學，並重新挖掘古希臘羅馬的醫學知識。但直到十九世紀，科學醫學才眞正大幅影響專業醫療。其中一項重大發現，就是傳染病是由微生物引起。這主要歸功於法國化學家巴斯德；他經由一系列的精彩實驗，證明了果酒發酵和乳品酸掉是活生生的微生物所導致。這項發現不僅促成了巴斯德殺菌法的誕生，解決了許多農業與工業疑難，也化解了不少動物與人類的疾病問題。巴斯德還成功利用預防接種（疫苗）預防牛羊的炭疽病、禽類霍亂和人狗的狂犬病。

受巴斯德啟發，英國醫師李斯特將消毒的概念引進了外科領域。十九世紀中葉之前，外科手術和分娩經常發生感染，以致死亡。一八六五年，格拉斯哥大學外科教授李斯特開始使用苯酚爲消毒劑，隔開傷口與帶有病菌的空氣，患者感染率與死亡率立刻大幅下降。這項創舉引來了一連串發明，讓手術環境的消毒技術更加精進。

氧化亞氮（笑氣）是最早的麻醉劑，一七九九年由戴維率先提及，至今仍然用於牙科麻醉。一八四六年，美國牙醫師莫頓開始使用乙醚麻醉，讓外科手術與分娩不再那麼可怕。另外一項外科重大進展來自愛丁堡。產科教授辛普森以自己和助理爲實驗對象，吸入各種氣體以測試其麻醉效果。一八四七年十一月，他們嘗試了氯仿，結果大獲成功。氯仿很快就成了麻醉劑首選，而維多利亞女王的加持，更讓麻醉在英國獲得了王室認可。一八五三年，御醫斯諾使用氯仿，協助女王順利產下了第八個孩子，利奧波德王子。

不過，現代藥物發展其實源於十九世紀的德國。德國是科學醫學的領頭羊，全球各地的學生都以德國醫學院爲目標。德國化學家率先從草藥裡提煉出藥效來源的純化學物質，包括一八〇三年從煙土提煉出嗎啡，以及一八二〇年從金雞納樹樹皮提煉出奎寧。嗎啡是強力止痛劑，但和鴉片一樣很快變成了濫用藥物；奎寧則是對瘧疾的預防與治療貢獻厥偉。埃爾利希是此時期藥物科學研究的傑出先驅之一。他學生時代就研究鉛中毒，並且從中導出一套理論：人體某些組織會對特定化學物質有親和力。這套理論不僅成爲他後續研究的指南，更促成了現代的藥理概念：藥物是由人體內特定受體所識別（參見第二章）。其實，最早使用「受體」一詞的學者就包括了埃爾利希。二十世紀初，英國劍橋大學生理學教授蘭利研究尼古丁與南美箭毒對神經－肌肉標本的作用，同樣指出藥物會對體內某種「容受物質」（receptive substance）發揮作用，而不是神經或肌肉。

二十世紀後半到二十一世紀初，基礎醫學研究空前發達，臨床用藥物的種類與數量也顯著成長。可治療的病症大幅增加，開發和製造新式合成藥物也成爲規模龐大的產業。目前銷量最高的藥品主要爲生物藥、蛋白質及抗體，以生物模版製成，而非化學合成。美國醫療用藥物的年銷售額從一九三九年的一億四千九百萬美元，暴增到二〇一四年的一兆零五百七十二億美元，成長超過千倍。這些新藥物對人類生命與福祉產生了無比深遠的影響。

愛上娛樂用藥物

人類特別喜歡發掘可以改變精神狀態的化學物質，有時就算明知對身體有害，仍然照用不誤。動物似乎也很喜歡致幻劑，例如野生猿猴會尋找過熟的水果，食用已經發酵產生酒精的果肉以致微醺。我家的貓很愛我們送的聖誕禮物：塞滿貓薄荷（荊芥）乾葉子的老鼠布偶。牠們會在地板上瘋狂滾動，狠咬布偶，猛吸那具有迷醉效果的香氣。但猿猴不會視過熟水果如命，我家的貓也不會懇求我們定期提供貓薄荷，即使我家院子裡就摘得到。

娛樂用藥物似乎已經陪伴了人類幾千年之久。酒精可能是最早的例子，由於不難從水果和野生酵母取得，因此幾乎全球可見。人類接下來只是再跨一小步，就掌握到了釀製酒和啤酒的發酵機制。三千多年前，古巴比倫就有酒館的記載，釀酒在羅馬帝國各地也很普遍。希伯來聖經曾提到酒精飲料：挪亞栽了一片葡萄園，喝了園中的酒便醉了。釀造酒精飲料已經成爲龐大的產業，種類近乎無限，飲酒人口更是遍及全世界，只有伊斯蘭國家例外。和許多娛樂用藥物一樣，酒精也廣泛用於醫療，除了在乙醚和氯仿出現之前被用作粗糙而方便現成的麻醉劑，也是許多專利藥品的成分，例如治療腹絞痛且躁動不安嬰兒的驅風劑（含糖的稀釋酒精飲料），但現在驅風劑已經不含酒精了。酒精在不少宗教裡也占有一席之地，例如基督教的聖餐酒。十九、二十世紀工業時代，由於琴酒很便宜，使得過度飲酒導致依賴的現象在貧困城鎮特別嚴重。對此，大多數國家選擇頒布禁酒令及抽重稅。第一次世界大戰期間，有人認為醉酒導致戰時生產力下滑，使得酒吧營業時間遭到限制，酒精含量也被壓低（一九一四年英國的《領土防禦法》）。儘管如此，過去二十年有不少地方興起了「暴飲」熱，許多人一口氣喝下大量的酒，讓自己爛醉如泥。

用各種形式吸食的菸草曾經是二十世紀西方最流行的娛樂用藥方式，占據榜首超過五十年。黃花菸草（學名 *Nicotiana rustica*）是北美原生植物，許多美國印地安部落都有吸食乾燥菸葉的傳統。吸菸是印地安儀式的重要部分，例如抽和平菸斗，而印地安人也相信菸草具有療效。哥倫布將菸草和吸菸的習慣帶回歐洲，立刻就在舊大陸造成風行。早期殖民美洲的歐洲人開始種植菸草銷往歐洲，很快就成爲出口大宗。一六〇四年，英格蘭國王詹姆斯一世出版反菸小冊《反制菸草》，進而提高了菸草稅。

在印度和阿拉伯世界，吸食燃燒的苴葉（學名 *Cannabis sativa*）也有數千年歷史。乾燥苴葉（大麻）、威力更強的雌株花首（無籽大麻）和黏稠的大麻脂，吸食的方法千奇百怪。大麻是印度教儀式中的要角，而在禁酒的伊斯蘭國家，由於《古蘭經》並未明指大麻，因此有時會以它代酒。西方國家直到二十世紀中葉才得知大麻這種娛樂用藥物。一九六〇至七〇年代，垮掉的一代和嬉皮世代讓大麻廣受歡迎，從此深植西方文化，成爲用量第三的娛樂用藥物，僅次於酒精與菸草。加州和荷蘭的植物育種業者研發出許多新品種大麻，提高了其中活性成分四氫大麻酚的含量。大麻除了迷幻效果，還包含不少可能很重要的療效。印度醫學廣泛使用大麻已經數百年，西方醫學從十九世紀中葉到二十世紀中葉，也使用大麻將近一百年。

秘魯印地安人享用古柯葉的方式不是焚燒吸煙，而是放在嘴裡嚼；印加人則認爲古柯葉是神的象徵。然而，西班牙征服者卻認爲嚼食古柯葉是罪惡，因此不像吸菸，這個習慣從未傳入歐洲。但從一八六〇年，德國化學家尼曼提煉出古柯葉的活性成分古柯鹼，並且發現它有療效後，這個純化合物便突然大爲流行。古柯鹼是最早用於眼科及牙科精細手術的局部麻醉劑，有十多年時間廣爲醫界採用，連佛洛伊德也是知名的古柯鹼擁護者。據說古柯鹼能治療多種神經不適，也有人開始拿它作爲娛樂用藥物。可口可樂起初因使用古柯葉萃取液而含有古柯鹼，也有不少「古柯酒」申請到專利成爲藥方。默克公司甚至宣傳自家的古柯鹼錠能帶給服用者「銀鈴般的」歌喉。諷刺的是，當時古柯鹼還有個醫療用途，就是治療鴉片成癮——十九世紀醫學界才開始注意到成癮現象——而世人很快就發現古柯鹼的成癮效力極強，因此不論醫療或非醫療用途，都幾乎不再有人使用古柯鹼。直到二十世紀晚期，古柯鹼才捲土重來，成爲熱門的娛樂用藥物。

鴉片是乾燥的罌粟脂，同樣是歷史悠久的藥方兼娛樂用藥物。作爲最早的止痛劑，鴉片在東西方草藥醫學都占有重要地位。十九世紀，英國大量進口鴉片，不論醫療或非醫療用途都不受限制（見ＢＯＸ２）。貧窮的工人可以在街

BOX2　19世紀鴉片在英國

藥妝行常備有大量鴉片配方製品銷售，種類包括鴉片丸（鴉片皂、含鉛鴉片丸）、鴉片口嚼錠、鴉片散、鴉片糖、鴉片藥膏、鴉片灌腸劑、鴉片止痛擦劑、鴉片醋和鴉片酒。另外還有兩種含鴉片的酊劑（將鴉片溶於酒精製成），一種是鴉片酊（laudanum），非常有名，也廣受民眾歡迎，一種是鴉片樟腦酊（paregoric）；亦有人使用乾燥的罌粟殼，以及罌粟敷藥、白花罌粟糖漿及罌粟萃取液。當時還有不少全國知名、歷史悠久的鴉片藥，例如杜弗氏散（Dover's Powder），爲杜弗醫師發明的痛風處方，成分包括吐根及粉狀鴉片……19世紀中，市面上的鴉片製品種類愈來愈多，尤其是可待因藥，例如伯朗氏（Collis Browne's）、陶爾氏（Towle's）和傅利曼氏（Freeman's）等等。兒童用的鴉片劑則包括高佛瑞氏糖漿（Godfrey's Cordial）和多爾比氏驅風劑（Dalby's Carminative）。兩者都是老品牌，到處都可買到；職業婦女常用這些藥劑讓孩童安靜，好安心工作。還有一些處方是地方品牌，例如肯達爾黑糖漿（Kendal Black Drop），一般相信其強度是鴉片酊的四倍，因爲大詩人柯立芝服用過而聲名遠播。另外像是低地沼澤區有罌粟頭茶，克里克豪威爾有「安眠啤酒」（sleepy beer），以及忘憂藥（Nepenthe）、奧布禮吉氏潤肺飲（Owbridge's Lung Tonic）和巴特利氏（Battley's）鎮靜劑。從民間處方、成藥到教科書裡的各種鴉片配方，統統不難取得。

（貝瑞吉和愛德華茲，《鴉片與人》，頁24。）

角小店買到生鴉片，享受一個飄然物外的夜晚。工人階級的父母也會拿含鴉片的「果汁」給幼童喝，好讓小孩安靜，他們可以放心去工作；有時小孩會因此喪命。中產階級婦女則會飲用精製的鴉片酊，也就是將鴉片溶於酒精再加水稀釋而成的飲料，消磨無聊的午後時光。鴉片曾是大英帝國重要的經濟來源，也曾被用作政治武器，發動「鴉片戰爭」（一八三九—一八六〇）迫使中國接受印度進口的鴉片。鴉片和後來同樣源出於罌粟的純化合物嗎啡，是數百種藥物的原料。十九世紀後半，鴉片用量創下新高，而一八五〇年皮下注射器的發明，更是讓嗎啡和效力更強的合成衍生物海洛因能直接注入血管。英國直到一八六八年《藥局法》生效才對鴉片使用設限。自此大西洋兩岸正式認定成癮是問題。到了一九〇〇年，據估計美國人口中每五百人就有一人對鴉片成癮，政府很快開始嚴格管制鴉片供給，但效果有限。

二十世紀，人類社會首次出現可以改變意識狀態的合成藥物，安非他命就是最早的例子之一。右旋安非他命（dexedrine）於二十世紀初問世，因為能刺激血管收縮而被人使用，並以「苯丙胺」為名在藥房販售，分成滴劑和吸入劑兩種，有助於緩解鼻塞。二次大戰期間，右旋安非他命出現了新用途，成爲協助士兵（如長程飛行的轟炸機小隊）長時間維持專注清醒的興奮劑。至於效力更強的安非他命——例如英文俗稱speed的甲基安非他命——以及各種新的吸食方法，則持續廣遭濫用。與此同時，合成鎮靜劑如三聚乙醛及水合氯醛也陸續問世。

自有歷史以來，藥物的醫學與非醫學用途始終難以切割。因此，嗎啡不僅是古今藥

BOX3　發現d-麥角二乙胺

瑞士化學家艾伯特．霍夫曼1938年首次合成出d-麥角二乙胺。他是從一種偶爾長在裸麥上的眞菌裡分離出這個和麥角胺有關的藥物。五年後，霍夫曼再度合成出同一化合物，並且（可能經由皮膚）意外微量攝入了這種強力致幻劑。他這樣描述自己隨後的反應：「人生要是少了我們稱作巧合或機運的重要元素，要是再也沒有意外與驚喜，那將會多麼無趣啊。1943年4月16日下午，當我再次合成出麥角二乙胺，竟忽然意外進入了一個夢幻般的世界。周遭一切變得很古怪，閃閃發亮，變得更加鮮明。我感覺很不安，就回家想好好休息。我覺得陽光格外刺眼，便閉起眼睛躺在沙發上，結果卻見到一連串奇幻的影像，色彩和萬花筒一樣強烈。幾小時後，這個古怪但不是不舒服的狀態才煙消雲散。」

（霍夫曼，1994年）

典裡最重要的藥物之一，也是最危險的被濫用藥物之一（見第四章）。二十一世紀初，歐洲不少國家和美國許多州也重新開放醫療用大麻。

人類合成出強力精神藥物還有一個例子，就是意外發現d－麥角二乙胺（d-LSD）（見ＢＯＸ３）。在麥角二乙胺問世的刺激下，許多植物來源的致幻劑重新被發掘出來，包括從仙人掌提取出的麥司卡林（mescaline），以及從「迷幻香菇」墨西哥裸蓋菇提取出的西洛西賓（psilocybin）。兩者在古代宗教儀式裡都扮演了吃重的角色。

近數百年來，藥物的醫療和娛樂用途都大幅增加。在醫療領域，藥物的突破讓我們得以控制致命疾病，甚至首次有能力操控人類的生育。娛樂用藥物的使用增加，部分導因於貧窮與剝奪，部分源於富裕。供應與販售合法或非法藥物成爲龐大的跨國產業，在全球經濟活動裡占據了不容小覷的位置。

第二章 藥理

藥物是化學製品，由眾多原子結合形成分子。藥物的來源可能是天然的，從植物、動物或微生物萃取而來。例如，治療傳染病的抗生素有許多都是微生物自行合成、用來保護自己的化合物；強效抗癌藥「汰癌勝」（taxol）也是從紫杉葉萃取而來。大多數藥物都是人工化學製品，作用於特定的生化標靶。然而，二十一世紀出現愈來愈多「生物藥品」，也就是在生物模版上製成的蛋白質與抗體。這些生物藥品由成串的胺基酸組成，大多是巨分子物質。化學合成藥物通常是小分子，由十至一百個原子組成；生物大分子（例如蛋白質就含有兩千至兩萬個原子）不易被人體吸收，進入消化系統很快就會降解（degrade），因此要靠注射給藥。製藥時除了活性藥物分子，還要加入非活性成分、糖類、澱粉或油類，以便製成藥丸或其他形態的藥物。活性成分通常只有微量，以毫克計算。任何人想處理和製造藥片，都不能少了這些惰性「填充物」（filler）。

大多數藥物都是口服藥片或膠囊，但有些是液體（方便孩童與老人吞服）或由其他途徑攝入，例如注射法。口服藥會被腸胃緩緩吸收，進入血液。這個過程頗爲緩慢，但對於治療慢性病並不是缺點，因爲慢性病需要藥物持續地釋放。這類疾病的藥物最好每天口服一次，前提是腸能持續吸收，而且活性成分不會在人體內太快降解。腸吸收不一定得靠口服，另一個方法是將藥物攙進蠟狀栓劑塞入直腸。這個方法也能讓人體緩慢持續吸收活性成分，在不少歐洲國家相當流行。幾年前，我太太在巴黎因爲喉嚨痛去藥房買藥，結果出來時手裡拿著幾顆奇形怪狀的「軟糖」。她正想往嘴裡吞，幸好我們的朋友及時指出正確用法。我們英語系國家的人比較拘謹，直腸栓劑始終沒有蔚爲風潮。

有些藥物在體內的輸送則不能慢，例如治療嚴重感染的抗生素或手術用的麻醉劑。這時就能使用注射法，將藥物溶液直接從血管送入血液中。藥癮者也很喜歡使用靜脈注射，例如施打海洛因。這種方法可以讓藥物幾乎立刻輸送至大腦，讓人「嗨」到最高點。大多數生物藥品在腸內都不穩定，因此不能口服，必須倚賴注射，通常注入肌肉或只是皮下，或從靜脈直接注入血液中。

不少娛樂用藥物使用者和藥癮者會使用吸食法，以便尼古丁（菸草煙）、大麻、古柯鹼或海洛因等藥物快速吸收。這些藥物有許多會迅速輸送至肺部表面大區域的血管中。吸菸者吞下第一口煙，幾秒內就能讓尼古丁竄至腦部，接著再藉由吸吐的頻率與深度，精準調節尼古丁的輸送速率。由於輸送速度極快，許多麻醉劑都使用吸入法。和吸菸者一樣，麻醉師可以用輸送速度來控制患者的麻醉程度。有些藥物會局部輸送到體內所需的部位，避免整個身體暴露於可能過高的劑量中，例如將含有藥物的噴霧吸入肺部以抑制氣喘症狀，或將軟膏揉入皮膚緩解疼痛，或將眼藥直接滴入眼中。治療腦部異常的藥物和一般藥物性質不同，因爲腦部和血液之間有一道血腦屏障，以防飲食攝取的化學物質對腦部造成傷害。只有偏脂溶性的小分子藥物可以通過屏障。

現代藥物輸送系統有不少進展，例如特別設計的藥片在腸道裡會緩慢溶解，拉長藥物吸收的時間。如此一來，用嗎啡緩解疼痛每天就只需要一次。這對一個活性消除迅速、通常每四小時就要給藥的藥物來說，可謂長足的進步。

另外一個進步是開發了含活性成分藥物的貼片，使得藥物可以透過皮膚進行長時間的吸收。這項進展普遍用在荷爾蒙補充療法上，協助停經婦女吸收雌激素。

藥物受體

不論給藥途徑爲何，藥物分子要嘛必須從血液自由進入體內（除腦部外）幾乎所有器官，要嘛就是得局部送達標靶器官。抵達標靶器官後，藥物會接受「受體」識別。受體是大分子，通常是蛋白質，藥物會和它緊密結合，並有極高的特異性（specificity）。藥物分子的化學組成只要稍有變化，形成的類似物（analogue）可能就無法與受體結合，導致藥性消失。藥物通常會和蛋白質受體上的某個受點（site）結合。該受點平常由某個體內生成的物質所占據，一旦改由藥物分子占據，要不就是繼續產生與原有物質類似的效應（這時藥物就稱作「致效劑」〔agonist〕），或是抑制原有的效應（「拮抗劑」〔antagonist〕）。例如，心臟有所謂β受體，能辨別具有強心作用的腎上腺素。腎上腺素本身是致效劑，可以於緊急時刺激衰竭的心臟。但有一種名爲β受體阻斷劑的合成藥，會對心臟β受體產生拮抗作用，也是很重要的藥物，主要治療心臟病和高血壓（見第三章）。藥物分子常分成左旋和右旋形態，兩者互爲倒影，稱爲鏡相異構物（enantinomer）。愈來愈多新藥最終只會使用活性最強的鏡相異構物。

許多藥物會對負責細胞訊息傳遞的受體蛋白分子起作用。這些蛋白質位於體內各種組織（肌肉、神經、腸、腦等等）的細胞表面，能識別血液裡的荷爾蒙，並受其活化。例如人遇到壓力時，體內會分泌腎上腺素進入血液，讓身體預備「戰鬥或逃跑」。腎上腺素會激發身體不同部位的受體，例如刺激心臟增加泵血、啟動肌肉貯存的能量、提高呼吸頻率；若是有毛動物，腎上腺素還會讓毛髮豎起，讓動物看起來更大更兇。神經細胞的受體可以識別並且回應許多其他不同的負責腦內細胞溝通的傳訊分子。體內生成的傳訊分子結合後，能活化這些受體蛋白，使蛋白質形狀產生細微變化。這些變化可能影響細胞對鈉、鉀、鈣等無機離子的滲透性，進而改變細胞的興奮性（excitability）。而受體活化後，可能回過頭來刺激細胞內其他傳訊分子合成，產生所謂的「第二傳訊者」，改變細胞代謝。目前已知的細胞表面受體蛋白有數百種；隨著對人類基因組的了解愈多，科學家也不斷發現新的受體蛋白。一般的受體蛋白含有四百至五百個胺基酸殘基（residue）。許多殘基會捲曲和插入細胞膜，使得細胞膜內產生七個蛋白質區塊；其中有些區塊會在外表面和內表面形成突起。詳細認識這些受體的分子架構，能讓我們更理解受體運作，未來或許能讓我們設計出更精確吻合受體的藥物分子。許多藥物的作用是活化通常由體內致效劑活化的受點，或是產生拮抗效果，跟體內致效劑搶奪受點，阻止體內致效劑正常運作。最近還發現一類藥物，能改變受體對原本致效劑的敏感度，但其結合的受點與跟原本致效劑結合的受點不同。這類「異位」藥物可以向上（up-regulate）或向下（down-regulate）調節受體作用。

細胞表面的其他蛋白質也能成爲藥物的標靶。有個很大的蛋白質家族，它們的功用就像守門員，可以調節細胞內化學物質的濃度。尤其是所有活細胞浸淫其中的鹽溶液，這個家族的蛋白質能調節其中成分，包括鈉、鉀、鈣、氯和其他無機鹽。這些守門員蛋白質會在細胞膜形成小通道，讓那些化學物質進出活細胞；蛋白質只要透過改變形狀，就能根據需要開啟或關閉通道。這些通道對神經細胞和肌肉特別重要，因爲神經細胞和肌肉是靠細胞內外的鹽分不均來產生微幅的電脈衝，藉此傳遞神經信號或讓肌肉收縮。這些通道提供了各種各樣的藥物標靶。例如，萃取自指頂花的毛地黃古老藥方，能封閉心肌的輸鈉通道，防止心臟跳動過快危害性命。其他的細胞表面蛋白質則有「泵浦」的功能，可以將化學物質從細胞膜的某一側送到另一側，通常是從外側輸送到內側。這些蛋白質作用不少，例如輸送葡萄糖或其他養分到細胞，或移除細胞表面的生物活性化學物質。例如，抗憂鬱藥物百憂解就是透過阻斷泵浦來發揮作用，這個泵浦的功能是移除神經細胞活化後釋出的傳訊分子，也就是血清素，阻斷這個泵浦就能延長血清素在腦內的作用，抗憂鬱效果似乎就是由此而來（見第三章）。

除了細胞表面的生化標靶，藥物也能對細胞內的生化標靶發揮作用。有些藥物能直接和細胞核內的去氧核醣核酸（DNA）結合，干預去氧核醣核酸讀取至蛋白質的正常程序，抑制細胞分裂與生長。這個機制對控制癌細胞生長的藥物特別重要。另外，細胞內的標靶還包括酶。酶是具有催化作用的特殊功能蛋白質，能促進特定化學反應，例如分解食物產生能量或合成構成身體的複雜化合物。這些化學合成機制通常包含一系列複雜的反應與多種酶，只要用藥物抑制其中一種酶，就能截斷整個路徑。這個策略催生了許多重要的醫療用藥物。例如，許多抗生素的作用都是抑制細菌細胞壁的關鍵成分合成，以阻止細菌複製；降膽固醇藥物則是能抑制協助膽固醇合成的酶。酶具有「活性部位」，一般會和受質結合，但抑制劑會和這些活性部位結合，導致酶無法作用。由於酶這種可溶性蛋白質通常位於活細胞的細胞液中，使得它的三維分子結構技術上比較容易準確掌握，有助於我們運用電腦輔助的分子建模技術設計藥物，使得藥物可以標定某種酶，跟酶的活性部位「接合」。

遺傳學研究個體特性如何代代相傳，過去二十年進展神速，主要歸功於科學家有了一項強大的新技術，可以掌握去氧核醣核酸分子的表徵。人體內所有細胞的細胞核都有去氧核醣核酸這種長鏈狀分子，攜帶建構蛋白質所需的訊息。這些訊息以編碼的形式儲存於構成去氧核醣核酸序列的四種鹼基裡，也就是腺嘌呤（adenine）、胸腺嘧啶（thymine）、胞嘧啶（cytosine）和鳥嘌呤（guanine）。構成基因的去氧核醣核酸序列包含數千個鹼基，指示二十種胺基酸組塊以何種序列組成蛋白質，每個蛋白質平均包含五百到一千個胺基酸。「人類基因組計畫」結合多國之力，斥資超過一億美元，花費十三年才定出人類所有去氧核醣核酸序列，其中包含三十多億個鹼基，三萬種左右的基因，是一項劃時代的成就。去氧核醣核酸定序法從此進展飛快，任何一個人類基因組只需幾天就能定序完成，價格則落在一千美元左右。我們很快就可以買到自己的基因組資料了。這項技術讓我們有機會掌握特定疾病的基因序列，進入個人客製化藥物的新紀元。目前有大量研究正朝這個方向努力（見第六章）。

此外，科學家現在也能分離出特定蛋白質的去氧核醣核酸編碼，然後插入組織培養細胞之中。這些新生細胞會表現出（express）那個蛋白質，並且能無限生長與分裂，因此有時也稱作「不死」細胞。這使得分子藥理學家可以在實驗室裡研究人類藥物受體，並使用這些建模系統發現能標定該受體的藥物。實驗新藥時，只要微量的藥物，就能在實驗室使用自動化機器人同時檢驗五十種以上的藥物標靶是否會起反應，從而決定新藥的活性圖譜（profile）。這項技術適用於細胞表面受體蛋白，也適用於酶。我們可以將人體基因插入細菌，使細菌開始生成這種酶。大量培養細菌通常不難，因此這項技術可產生大量人體酶蛋白，之後再萃取並加以純化。如此一來，通常在人體內只以微量存在的酶蛋白，就能大量生成供實驗室研究，篩選新藥。分子藥理學的新紀元就此降臨，科學家可以用前所未有的方式研究藥物受體。過去的藥物受體研究只能間接檢驗受體功能，受體就像生化組成不明的「黑箱」。分子藥理學興起之前，想研究藥物對受體的作用，通常只能使用實驗動物體內的組織受體。儘管人體和實驗動物（如大鼠與小鼠）的藥物受體通常極爲相似，但物種之間可能還是會有重大差異。

測量藥效

有關藥物分子如何和受體反應，雖然分子科技可以揭露許多資訊，但我們仍然需要其他方式來衡量藥物對身體的影響。藥物的生物效應，有些可以在實驗室用人工培養的人體或動物細胞做研究。例如，使用微型針狀電極記錄人工培養的神經細胞的電活動，就能研究藥物對大腦電活動的影響。同樣地，使用人工培養的心肌細胞也能研究藥物對心臟興奮性的作用。新抗生素殺死細菌或其他微生物的能力，也可以在試管或培養皿裡迅速看出結果。藥理學過去仰賴動物的離體器官（如心臟、肌肉、腸道等）進行研究。這些器官從體內摘除後，只要浸在加了氧的溫食鹽水中，就能再收縮一段時間。這時將藥物放入這個「組織浴器」（organ bath）中，測量肌肉收縮或心跳變化，就能測量藥效。

然而，我們終究希望了解藥物對整個身體的影響。想研究藥物對血壓的影響，不能只看藥物對人工培養的細胞或離體器官的作用，還需要測量受試者或受試動物的血壓變化。想測試癲癇新藥的效果，首先要使用動物模式（animal model），以不同方法激發受試動物產生癲癇反應，測試新藥效果，最後再讓人類癲癇患者試用新藥，檢驗是否有效。直接讓人類受試者嘗試毒性未知的新藥，是違反道德的做法，因此在研究藥物效果時，動物試驗仍然扮演不可或缺的角色。分子科技的進展，讓科學家可以在實驗室用人類細胞對新藥進行初步篩選，使得近年來對實驗動物的需求大幅減少。藥物研究使用的動物種類不少。當療效指標非常明確、生物機制非常清楚，例如降血壓、降膽固醇、降低感染或對抗傳染病，動物模式通常可以相當精確重現人類疾病。但對其他疾病，尤其是精神疾病的生物機制，我們的了解就少了許多。這時，動物模式往往包含複雜的行爲測驗，因爲已知有效的現有藥物具有某些明顯的效應。

不論使用哪一種測試系統，從對試管裡的藥物與受體結合進行簡單的生化測量，到記錄整隻動物的複雜生理或行爲反應，關鍵都在於確定有效劑量（effective dose）。想知道濃度多少的藥物能占領受體並激發反應，就得知道藥物和受體的親和力，也就是藥物和受體的結合有多強。親和力高，藥物濃度就不用高，只需要很少的劑量就能對整頭動物產生該有的反應。爲了確定藥物與受體測試中的有效濃度，或者受試動物或人類整體所需的劑量，科學家必須嘗試各種不同的濃度或劑量，並用圖表呈現劑量增加與藥物反應的變化，也就是所謂的劑量反應曲線（dose-response curve）。由於有效藥物濃度範圍往往橫跨千倍以上，因此劑量反應曲線多半以對數尺度表示。劑量反應曲線很有用處，可以比較不同藥物對於同一受體的效價（potency）大小。其中一個好用的指標是產生半數有效反應（EC50）所需的藥物濃度。儘管藥效強弱反映了占領受體的能力大小，但從試管或組織培養模式得出的劑量反應曲線，不一定能套在整頭動物上。藥物施用後有可能到不了標靶受體，也可能很快失去活性；以腦受體爲標靶的藥物可能無法通過血腦屏障。因此，就算藥物對標靶受體的親和力極高，也可能對人或動物整體不具活性。

找到最合適的劑量是藥物治療的頭號難題。不論任何藥物，只要劑量過高都會產生不好的副作用，從輕微不適到危及性命的器官衰竭（通常是腸、肝或腎）都有可能。連一般公認安全的阿斯匹靈，都可能引發腸胃刺激或出血。每年都有數以千計的患者死於阿斯匹靈和藥效更強的類阿斯匹靈藥物所引發的胃出血。大多數藥物都有一個最佳劑量範圍，可以產生最大療效又不會有不良副作用。將發生療效的劑量範圍和產生不良反應的劑量範圍劃分出來，就叫「治療區間」（therapeutic window）。不用說，這個區間理想上愈寬愈好，但不一定能如願，因爲帶來療效的受體機制可能會因受到過度刺激，而產生不良副作用。例如，嗎啡經常用來緩解劇痛，但它的治療區間很窄，劑量稍高就會引發噁心嘔吐、混亂、便祕和足以致命的呼吸抑制，這些都是常見的不良反應，而且和緩解疼痛一樣，都出於同一個類鴉片受體機制。同樣地，醫療用大麻常見的問題就是療效劑量和致幻劑量的治療區間很窄。雖然娛樂用大麻吸食者就是想要迷幻效果，但對之前沒使用過大麻的年長患者來說，這往往是不良、甚至令人害怕的副作用。治療區間這個概念同樣適用於娛樂用藥物。就算是經驗老到的海洛因或古柯鹼吸食者，有時也會搞錯劑量因而喪命。

確認新藥最適合的有效劑量和治療區間大小，是研發藥物最難的步驟之一。由於每個人體型不同，使藥物分子失去活性的方式也不一樣，科學家可能找不出適用於所有患者的最佳劑量，而且或許只能依靠試誤法。最佳劑量可能因性別而異，有時男人和女人使藥物失去活性的方式也不相同。小孩和老人使藥物分子失去活性的速度比較慢，所需劑量可能比健康成年人少。

如何使藥物失去活性

不論天然或人工合成，藥物對身體來說都是外來物質。因此，身體演化出一系列複雜的防禦機制來使藥物失去活性並將其排除。在自然環境下，人類和動物會從飲食中攝取到各種各樣的化學物質，其中許多會引發生物效應。這些可能有害的物質在體內堆積顯然不好，必須解毒或排出體外。由於這些機制也能使藥物失去活性和排除人造藥物，使得藥理學家必須應付這個問題。藥物太快失去活性或被排除，療效就很短暫，可能需要反覆用藥。有些藥物，例如緩解劇痛的嗎啡，甚至每隔幾小時就得重新施打。對需要長期治療的慢性病來說，每天只需服用一次的藥物顯然最理想。

有些藥物會原封不動從尿液中排出。腎臟就有不少吸取機制，能主動吸出血液裡的物質送到尿液中，而這些機制對酸性或鹼性藥物特別敏感。脂溶性藥物進入循環系統可能很快就會被清除，因爲這類藥物通常會溶入體脂肪中。它們可能會在體脂肪裡停留很長一段時間，之後才緩緩漏回循環系統，進而排出體外。這類藥物溶入體脂肪後，就不再具有活性，因爲接觸不到受體。舉例來說，吸食大麻後，大麻和大麻的某些代謝物可能會在體脂肪內留存數週，之後再微量釋出，隨尿液排出體外。因此，吸食娛樂用大麻後就算超過了一週，尿液檢查可能還是會呈陽性。

截至目前，消除藥物活性最重要的方式還是代謝，也就是利用酶將藥物變爲無害，接著再從體內排出。大部分藥物代謝都由肝進行，因爲肝裡富含各種可以代謝藥物的酶。肝在體內的位置大有學問。由於來自腸道的血會先經過肝再進入循環系統，因此肝能去除飲食內的有毒化學物質，以免它們造成太大的危害。藥物分子會遭到一種以上的肝酶攻擊，轉變成無活性的副產品，然後溶入膽汁，從肝進入腸道，最終化爲糞便排出；另一個排出路徑是進入腎臟化爲尿液。肝臟內的藥物代謝酶稱作細胞色素P450，是一個由五十種以上的酶組成的龐大家族。這些酶演化出驚人的能力，幾乎可以應付所有外來化學物質，包括一般人體內不會遇到的人造藥物。許多藥物需要長時間反覆服用，這表示肝和腎每天都得登場排除這些外來的化學物質。這兩個器官會接觸到高濃度的藥物，因爲藥物先是被腸道吸收後進入肝臟，之後藥物或藥物的代謝物則是可能會集中到腎臟，和尿液一起排出。因此，肝臟和腎臟最容易受到藥物傷害，有時甚至嚴重到足以致命，也就不足爲奇了。而且肝臟內的藥物代謝有時還會產生有毒的代謝物，讓問題雪上加霜。例如，本身相對無害的止痛退燒藥乙醯胺酚就可能降解形成傷肝的代謝物。

要減少這類風險，其中一種做法是研發和使用更多強效藥，以減少外來化學物質的量。上一代藥物每天服用一公克以上的並不罕見，而現代許多藥物的劑量則是低了一百至一千倍。

藥物代謝與排除的快慢與否，對藥理學家是一大挑戰，因爲這個機制限制了藥物的作用時間。有些藥物或許能被腸道充分吸收，但還沒能進入循環系統發揮療效，就在肝臟裡因代謝而大幅降解。另一個常見的問題是，不同藥物可能會對同一種肝酶起作用。若是同時服用，藥效時間和血藥峰值（peak blood level）可能會因此改變，往往導致不良反應。這種藥物交互作用很常見，尤其是對於年長患者而言，他們通常每天需要服用好幾種不同的藥物。長時間的藥物治療還可能出現另一個問題。同一種藥物反覆使用，可能導致代謝該藥物的肝酶大量增加，使得藥效愈來愈弱。這種現象就稱作「抗藥性」。藥物交互作用在這類情況中也會出現：若甲乙兩種藥物都由同一種肝酶代謝，當甲藥物刺激肝酶大量活動，可能連帶使乙藥物加速代謝。例如，貫葉連翹（又名聖約翰草）萃取物是民間盛行的天然抗憂鬱藥，但它顯然會導致多種肝酶增加，影響數種處方藥的藥效，尤其是口服避孕藥和愛滋病用藥。

此外，我們也愈來愈清楚某些人對藥物有特異反應。這可能出於遺傳，讓某些人對藥物的反應和其他人不同。例如，百分之六的高加索人缺乏代謝酶CYP2D6的基因，這種酶是細胞色素P450家族的一員，現有處方藥有將近四分之一由它代謝，因此相當重要。這些人在解毒和排除這些藥物時都會遭遇嚴重障礙，以至於一般療效劑量可能讓他們出現過度反應。研究遺傳對藥物反應的影響是一門新學科，稱作藥物基因學。

現代「生物」藥物消除活性有幾種機制。循環系統本身就含有蛋白質荷爾蒙（例如胰島素、生長激素），因此施打這類荷爾蒙可以靠體內原有的機制使藥物失去活性。單株抗體和體內形成的抗體一樣，可以在血液裡長時間循環，因此可能不用經常重新給藥。

有些藥物根本不會代謝，例如鋰鹽，但它們的吸收率和排除率還是很重要，是決定給藥方式的關鍵因素。

長期給藥的效果

許多藥物專治慢性病症，預防投藥也愈來愈普遍，例如降膽固醇藥（見第三章）。這些長期用藥有其風險。本章上一節（「如何使藥物失去活性」）曾經提到，藥效隨時間減弱的現象並不罕見，因爲藥物會讓負責代謝的肝酶增加。現代強效藥比較不可能出現這種現象，因爲通常只有在劑量偏高的狀況下才會讓肝臟一時無法代謝，導致肝酶增加。不過，還有其他機制可能導致人體對藥物產生抗藥性。例如，使用嗎啡等止痛藥幾乎都會產生抗藥性，以致必須增加劑量，到後來甚至極高劑量也幾乎沒有藥效，使得給藥變得很困難。對嗎啡產生抗藥性的患者，有時每日劑量高達一公克，對沒有用過嗎啡的患者來說，這樣的劑量已足以致命。目前對於嗎啡抗藥性的形成機制還不清楚，但這個現象確實存在。有些中樞神經作用劑也會產生抗藥性，甚至引發「成癮」現象，又稱作「物質依賴」（substance dependence）（參見第四章）。長期施用單株抗體還會產生一個特殊的問題，就是引發免疫反應。早期單株抗體都直接取自老鼠，不經任何修改（modification），因此很快就會引發免疫反應，導致藥效失靈。就連最人類化（humanized）或全人類（fully human）的單株抗體也可能引發免疫反應，限制其長期療效。

二十世紀，人類對藥物作用原理的理解大幅增進，迎來了理性研發藥物的時代，開發出各種專門對應個別疾病所導致的生化機制缺陷的新藥。這股趨勢在二十一世紀還會繼續，科學家開始可以針對個別患者設計專屬藥物。

第三章　醫療用藥物

二十一世紀，醫師可以動用的強效藥非常多。不少之前的絕症現在都有藥可治，而且通常比昂貴的手術或住院治療經濟實惠許多。先進國家的醫療預算，平均約有百分之十花在藥物支出，而隨著昂貴的「生物藥」不斷問世，這項預算占比肯定還會持續升高。醫療用藥物包括歷久不衰的草藥處方、各式各樣的天然藥品，以及各種人造化合物。新一代的生物製劑愈來愈重要，除了種類不斷增加的抗體，還有數種可由人體自行生成的蛋白質，用來取代因疾病而出現缺陷的蛋白質。這些生物製劑原本都是由免疫系統自行產生，用以對抗感染或外來物質侵入的蛋白質。免疫系統對抗疫苗所產生的抗體中，有些會對疫苗內的某種蛋白質具有高度特異性，只不過都是微量。科學家發現，免疫系統細胞可以跟腫瘤細胞結合，形成具有複製力的抗體表現細胞。如此一來，我們就能製造具有特異性的抗體。靠著強大的分子生物技術，科學家可以大量製造這類抗體和人類蛋白質，作爲醫療用藥物。目前有三百多種這類單株抗體取得了醫療許可，或在初期研發階段。這些抗體代表了一類新型藥物，專門鎖定各種致病相關的關鍵蛋白質，將其當作欲消除活性的標靶。

人體自行生成的蛋白質通常量非常少，若想取得足量就只能從血液、人體或動物組織裡透過純化的方式取得。藉由分子生物技術，目前已經有不少種原本由人體自行生成的蛋白質可以利用人工製造。只要使用這些蛋白質的去氧核醣核酸模版，就能在組織培養細胞裡生成這些蛋白質。過去，絕大多數糖尿病患者施打的胰島素都取自豬的胰臟，但最近大部分已經由人工合成的人類荷爾蒙取代。生物製劑絕大多數是大分子蛋白質，口服無法吸收，必須透過注射施打；有些（例如胰島素）必須每日數次，有些只要每週或每月醫師診療時施打即可。

有些公認非常安全的醫療用藥物可以直接在藥房買到，稱作「成藥」。除了使用廣泛的阿斯匹靈和乙醯胺酚等止痛藥外，還包括各種治療咳嗽、感冒和其他輕症的藥物。這些藥物通常以傳統藥方爲基礎，包含數種藥效溫和的活性成分，再加上糖和調味劑讓藥物更好入口。不過，絕大部分的醫療用新藥都是從處方藥開始，因爲我們對新藥可能有的傷害還不清楚，直接當成「成藥」販售並不安全。醫師會開立處方以控制劑量，並小心觀察患者的反應。如果藥物很新，而且作用模式（mode of action）在臨床上很有效，那麼持有專利的藥廠將有一段時間享有壟斷權，並且能定高價，讓藥廠可以賺取利潤，回收研發新藥的成本。其他藥廠很快就會複製這種新藥或新藥的作用機制，推出自家版本的藥物。這時，新藥價格就會因爲競爭開始下跌。不過，原廠藥受到專利保護，仍然享有二十年壟斷權。專利過期後，所有藥廠都能製造販售跟原廠藥完全相同的配方，也就是所謂的學名藥，此時藥價會再次下跌，有時甚至是大幅降價。這時，原開發藥廠已經賺得大把利潤，原有的新藥也成爲大衆可以低價取得的藥物。

新處方藥經過多年廣泛使用，取得了大量使用者經驗後，我們可能就會發現它相對安全，可以當作「成藥」販售。例如，一九九〇年代有幾種治療胃潰瘍的特效藥就是如此，一開始只能以處方藥開立，隔了將近二十年才成爲成藥。另一方面，有些藥物只要劑量不對，就可能對患者造成危險，或可能從醫療用轉爲娛樂用，例如抗生素或鴉片類止痛劑這類藥物，就不大可能轉爲「成藥」。儘管嗎啡在英國維多利亞時代曾經是成藥，但這種事不大可能再發生了。

本書無意成爲藥理學教科書，而且篇幅有限，無法介紹目前所有的醫療用藥物。接下來我只會舉幾個例子，藉以說明醫療用藥物成功治療疾病的原理。治療血液疾病、糖尿病和其他荷爾蒙疾病的藥物都不會在本章提及。

心臟病和高血壓

一六二八年，英國人哈維出版名著《心血運動論》，書中描述了心臟的泵浦運動。哈維仔細研究了許多動物和人體示範，最後得出一個劃時代的見解：血液會在體內循環，而心臟則是推動循環的泵浦。過去認爲心臟由肺協助，負責灌輸空氣以冷卻血液。我們現在曉得，人體內平均大約有四公升血液，由心臟推動先經過肺部而含氧，再經由動脈流向體內所有組織，最後從靜脈流回心臟。人類心臟必須執行非常耗力的機械運動，以相當高的壓力讓相當黏稠的血液通過組織裡的數百萬條微血管，並且規律地跳動一輩子。當人類年紀漸長，心臟的工作就更吃力，因爲不少人的血壓會異常偏高。這是由於血管隨著年齡窄化，使得心臟難以用正常壓力讓血液通過血管。許多不同因素會讓後果變得更糟，其中最普遍的因素包括肥胖、飲食過鹹和吸菸。西方飲食的脂肪含量普遍偏高，往往使得血液中的非脂溶性脂肪（膽固醇）濃度增加，導致膽固醇在動脈內壁堆積，進而造成動脈口徑縮小，血壓升高。膽固醇堆積影響到冠狀動脈時，情況特別危險，因爲冠狀動脈負責提供心肌氧氣與養分。血壓升高導致心臟負擔增加，加上冠狀動脈部分阻塞，就可能出現突發心臟衰竭。這時，通往心臟的冠狀動脈有一條以上完全阻塞，患者會忽然感覺胸部和手臂劇烈疼痛，最終可能喪命、或卽使未喪命但也心臟受損，導致長期或永久障礙。冠狀動脈心臟病是相當常見的疾病，也一直是主要死因之一。據估計，二〇一二年全球有一千七百五十萬人死於心血管疾病，占總死亡人數的百分之三十一。美國每四名死者就有一人是由心血管疾病所導致，總數約六十一萬人。高血壓和腦動脈狹窄還可能引發中風，也就是血液突然無法送達大腦的重要部位，最終可能導致死亡或嚴重失能。不過，強效新藥問世之後，數據已經開始改善。二十一世紀頭幾十年，隨著新的療法開始展現長期效果，數據可望持續好轉。成功治療高血壓、心臟病與高膽固醇，是二十世紀後半藥理學的一大成就。

高血壓藥種類不少。最早問世的是促進腎臟製造尿液的利尿劑（diuretic）。利尿劑能減少血液的含水量，讓循環系統中的血液體積變小，進而促使血壓下降。目前市面上有二十多種利尿劑，依然廣獲使用，是對付高血壓便宜又有一定效果的第一線藥物。

現代高血壓藥的首次突破，可以說是二十世紀最偉大的藥物發明之一，是後來獲封爵士的布雷克於一九六〇年代的傑作。當時他在帝國化工（ICI）製藥部門工作，率先發現了β受體阻斷劑，一種可以鎖定並阻斷心臟內β受體的化學物質。β受體除了會和人體遭遇壓力時分泌的腎上腺素反應，也會和控制心臟的神經纖維分泌的傳訊分子正腎上腺素（norepinephrine）作用。無論哪種情況，受刺激的β受體都會使心臟收縮加速，心跳力道增強，進而讓血壓升高。β受體阻斷劑則會阻止腎上腺素和正腎上腺素作用，抵銷這些效應，從而降低血壓。此外，β受體阻斷劑由於能減少心臟工作量，對心衰竭患者也有幫助。心衰竭是指心臟逐漸喪失功能，往往發生在年長者身上。儘管β受體阻斷劑逐漸被新藥取代，不過仍然經常用作治療高血壓和心臟病的第一線藥物。

另一項重要進展是鈣離子阻斷劑（calcium channel blocker）的發現。這類阻斷劑可以影響控制動脈張縮的周邊肌肉。動脈收縮時，要讓血液通過顯然比較難，因此當周邊肌肉收縮，血壓通常就會升高。無機鈣鹽向內進入細胞後，會刺激血管周圍的肌肉細胞收縮，而鈣離子阻斷劑可以部分阻斷這些通道，促使動脈舒張，減少血液流動的阻力，從而降低血壓。目前有許多種鈣離子阻斷劑，而且都被證明相當有效。

還有一類治療高血壓和心衰竭的藥物是基於完全不同的機制，叫作「血管收縮轉化酶抑制劑」（ACE inhibitor）。血管收縮素（angiotensin）是最能刺激動脈肌肉收縮的荷爾蒙（見圖1），也是調節血壓與體液平衡的要角。除了刺激動

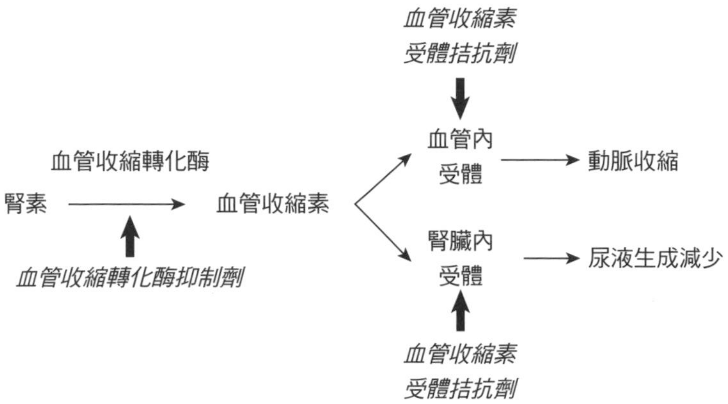

圖1｜藥物對生物程序的影響。實驗證明，能阻斷血管收縮素合成或作用的藥物對治療高血壓與心臟病非常有用。

脈收縮，血管收縮素還可以抑制腎臟製造尿液，刺激腦部讓人產生口渴感和喝水行爲。血管收縮素在血液中由一種叫作腎素（renin）的非活性前體生成。從腎素變成血管收縮素需要酶的輔助，名稱就叫血管收縮轉化酶。使用血管收縮轉化酶抑制劑降低血壓的構想，來自於巴西科學家費雷拉一九六〇年代的發現。他注意到巴西腹蛇的毒液會讓中毒動物的血壓大幅降低，追查後發現毒液含有一種化合物，能抑制血管收縮轉化酶。藥廠利用這項發現，合成出具有相同作用的藥物。臨床證明，血管收縮轉化酶抑制劑非常有效，而且安全，同時和β受體阻斷劑一樣，既能降低血壓，又能保護功能衰退的心臟。到了二十世紀末，市面上已經有十多種同類藥物。還有一種阻斷血管收縮素作用的方式，就是讓藥物鎖定血管和腎臟內的血管收縮素受體，而不是阻止血管收縮素生成。近年來有不少血管收縮素受體拮抗劑問世，並且已經證明和血管收縮轉化酶抑制劑一樣有效。對某些患者來說，血管收縮素受體拮抗劑更適合他們，因爲副作用發生率更低。

這類藥物的最後一種是降膽固醇藥。西方人飲食脂肪含量高，又缺乏運動，很容易導致血液中的膽固醇濃度過高，最後堆積在血管內壁，造成血管局部阻塞，從而提高中風、高血壓和心臟衰竭的風險。血液裡的膽固醇來自飲食的不到半數，其餘都是體內（主要是肝臟）合成。俗稱「史他汀」（Statin）的降膽固醇藥能鎖定合成時的關鍵：HMG-CoA還原酶，進而阻斷膽固醇合成。使用這類藥物，血液內的膽固醇濃度最多可下降百分之四十至五十。史他汀直到一九八〇年代才問世，而且慢慢才廣爲流行。它代表了一種新型藥物，主要目的在預防疾病發生，而不是治療症狀。這類藥物不能降低血壓或治療心臟衰竭，但能防止更多膽固醇在動脈裡堆積，甚至能減少已堆積的膽固醇。目前已有明確證據顯示史他汀有救命效果，尤其是血液內膽固醇濃度極高或曾經心臟病發過一次的患者，是最早被廣泛使用的「預防性藥物」之一。對藥廠來說，史他汀就像金礦，患者一旦開始服用，就會持續終生。西方成年人可能有半數算得上膽固醇偏高。難怪史他汀一問世，就成爲史上最賺錢的處方藥之一，一九九九年全球總營收高達一百三十四億美元。不過，由於第一代史他汀的專利已經過期，使得這類藥物成本大爲降低。以第一代史他汀類藥物辛伐他汀（simvastatin）的學名藥爲例，目前英國國民保健署（NHS）的支付用量是每月一英鎊。由於成本遽降，英國國家健康暨照護卓越研究院（NICE）於二〇一四年二月提出建議，鼓勵數百萬民眾開始服用，以預防數千起因爲心臟病發或中風造成的不必要死亡。對國民保健署來說，預防比治療省錢多了。

治療高血壓和心臟病的藥物，是製藥產業規模最大、也最成功的類別之一。二十世紀下半葉有非常多種相關新藥問世，每位患者都能根據自身狀況搭配藥物，取得最適合的雞尾酒療法。

治療胃潰瘍

胃是很了不起的器官。食物進到胃後，胃壁上的細胞就會分泌消化液。由於消化液含有高濃度的鹽酸，因此酸性極高。此外，胃液還含有消化酶，例如胃蛋白酶，可以在這種超高酸度的環境裡作用。胃酸有助於食物快速化學分解，同時除菌，摧毀其中可能有害的絕大部分微生物。但強酸也有風險。胃壁細胞有厚厚一層黏液保護，不受強酸侵蝕。但這套防衛系統有時會失靈，使得脆弱的胃壁接觸到強酸，引發刺激甚至潰瘍，也就是受損部位出現劇痛。胃酸分泌過多，尤其空腹的時候，最容易發生潰瘍。胃酸過多可能源自壓力，現代都市生活最不缺的就是壓力。飲酒過量也可能損害胃壁保護層，而這也是現代社會的一大特點。還有一項危險因素，就是阿斯匹靈這類藥物會刺激胃壁。因此，胃潰瘍很普遍一點也不令人意外。

有效的抗潰瘍藥發明之前，嚴重胃潰瘍只能靠手術治療，切除胃受損的部位。但從一九七〇和八〇年代，強效抗潰瘍藥問世以來，負責這類手術的醫師就不再有生意上門了。

一九七〇年代，最先取得突破的同樣是布雷克爵士。當時已經知道傳訊分子組織胺在胃酸分泌過程中扮演關鍵角色。攝取食物會讓人體分泌組織胺，活化胃酸分泌細胞。然而，傳統的抗組織胺藥物無法阻止胃內的組織胺作用。布雷克發現，這是因爲組織胺在胃裡作用的受體，和它在皮膚或肺裡作用的受體不同。於是，他和研究夥伴率先研發出能對胃裡的組織胺H2受體起作用的拮抗劑，並證明這種化合物對抑制胃酸分泌非常有效，因此也有助於治療胃潰瘍。H2受體拮抗劑就這樣成爲大獲成功的處方藥，而布雷克也因這項發現及之前對β受體阻斷劑的研究，獲得了一九八八年諾貝爾生醫獎。其中，以善胃得（Zantac®）爲商品名的雷尼得錠（ranitidine）大賣，更是讓英國葛蘭素藥廠一舉站上了世界擂台。第一代H2受體拮抗劑的專利壽命雖然已到期，但其作爲「成藥」仍然相當暢銷。

第二次突破來得很快。這回的新藥直接鎖定了胃酸分泌細胞，抑制胃酸形成，也就是所謂的「氫離子幫浦抑制劑」(proton-pump inhibitor)。它幾乎可以完全抑止胃酸分泌，因此甚至比H2受體拮抗劑更有效，治好胃潰瘍的速度也更快，通常服藥一個月就能完全痊癒。這類藥物的第一個成功範例是商品名爲樂酸克（Losec®）的奧美拉唑（omeprazole）。它徹底改寫了瑞典藥廠阿斯特拉的命運，讓這家發明樂酸克的中型藥廠成爲製藥產業的巨頭。一九九九年，H2受體拮抗劑和氫離子幫浦抑制劑的全球年營收將近一百六十億美元，成爲當時製藥產業最重要的處方藥。不過，由於原廠藥的專利已經過期，學名藥可以用低廉許多的價格取得，因此目前英國國民保健署在奧美拉唑或雷得尼錠的支付用量是每月一至二英鎊。

除了這兩種藥物，還有其他藥物對治療胃潰瘍也很重要。雖然使用H2受體拮抗劑和氫離子幫浦抑制劑可以成功治療潰瘍，但令人不解的是，潰瘍痊癒、治療終止一段時間後，有些患者又會舊疾復發。這單純是因爲藥物排解不了引發潰瘍的壓力來源，還是有其他潛藏因素？答案非常出人意料，科學家發現一種名叫幽門螺旋桿菌的微生物，這種細菌已經演化出適應胃內嚴苛環境的能力。澳洲兩位醫師馬歇爾和華倫率先分離和鑑定出幽門螺旋桿菌，成爲第一發現者。過去認爲不可能有生物可以在胃內的強酸環境存活下來，但幽門螺旋桿菌不僅生活在胃壁黏液裡，還演化出一種特別的酶，可以產生氨來中和胃酸。科學家隔了十多年才發現幽門螺旋桿菌和胃潰瘍有關。但我們現在很清楚，幽門螺旋桿菌會分泌有毒物質，造成不少潰瘍患者胃部損傷。然而，這種細菌在許多沒有胃潰瘍的人的體內也很常見。英國和美國的四十歲成年人幾乎半數胃內都有幽門螺旋桿菌。看來，除了幽門螺旋桿菌，還需要壓力或酒精等其他因素，才會引發潰瘍。目前，胃潰瘍通常以H2受體拮抗劑或氫離子幫浦抑制劑治療，外加抗生素根絕幽門螺旋桿菌感染；有時還會加上鉍鹽或其他強化胃壁黏膜的藥物，成爲「三重雞尾酒療法」。

癌症治療

癌症至今仍然是令人害怕的常見疾病。它是人體組織細胞失控分裂增生，導致實體腫瘤或在體內四處流竄的癌細胞，讓身體的防衛機制陷於崩潰。癌症有許多種類（見表1），通常和器官有關，其中以「肺癌」最爲普遍，主要是二十世紀初流行吸菸造成的結果。

既有療法

對於癌症，目前仍然廣爲採用的既有療法包括：手術——部分或全部移除癌細胞；放射治療——使用高能射線摧毀癌細胞；化療——包括施用有毒藥物殺死迅速分裂的細胞或消除其活性。目前有許多化學物質取得許可得以在化療使用，臨床可能也確實有效。但化療有嚴重副作用，包括治療時與治療後可能連續幾天劇烈噁心或嘔吐。這些藥物鎖定快速分裂的細胞，因此也會對包含這種細胞的身體組織產生負面效果，包括毛囊、骨髓、皮膚及腸壁。因此，化療

表1　常見癌症在美國的年盛行率與年死亡人數。

癌症種類	估計新患者人數	估計死亡人數
膀胱癌	74,000	16,000
乳癌	231,840	40,290
大腸直腸癌	132,700	49,700
子宮內膜癌	54,870	10,170
腎臟癌	61,560	14,080
血癌（所有種類）	54,270	24,450
肺癌（含支氣管）	221,200	158,040
皮膚癌	73,870	9,940
非何杰金氏淋巴癌	71,850	19,790
胰臟癌	48,960	40,560

資料來源：美國國家癌症研究院，2015年1月

通常會導致掉髮和免疫系統受創，因爲免疫系統的細胞一般是由骨髓製造。爲了降低這類風險，化療有時會搭配幹細胞和骨髓移植。

癌症標靶治療

標靶治療是使用藥物或抗體干擾和癌細胞生長、惡化或擴散有關的分子，以阻止癌細胞生長與擴散。這種療法有時又稱作「分子標靶治療」。

標靶治療的重點，在於找出影響癌細胞生長與存活的關鍵分子。出現在癌細胞、但沒有出現在正常細胞內的蛋白質，或異常大量出現的蛋白質，都有可能是標靶，尤其當它們確實和細胞生長或存活有關，是標靶的機率更高。例如「第二型人類表皮生長因子受體」（HER-2）在某些癌細胞表面濃度就很高，不少標靶療法便專門對付這類受體，像是最早的單株抗體賀癌平（trastuzumab, Herceptin®）。另一個方法是找出讓癌症惡化的突變蛋白。例如，許多皮膚癌都包含BRAF細胞成長信號蛋白的突變體，稱作BRAF-V600E，而單株抗體日沛樂（vemurafenib, Zelboraf®）治療含有這種突變蛋白的皮膚癌就很有效。不是所有

	藥
淋巴癌	擇伐寧（Ibritumomab tiuxetan, Zevalin®）/ 用它克（denileukin difitox, Ontak®）/ 雅詩力（brentuximab vedotin, Adcetris®）/ 利妥昔（rituximab, Rituxan®）/ 容立莎（vorinostat, Zolinza®）/ 羅米地辛（romidepsin, Istodax®）/ 貝沙羅汀（bexarotene, Targretin®）/ 萬科（bortezomib, Velcade®）/ 服瘤停（pralatrexate, Folotyn®）/ 瑞復美（lanaliomide, Revlimib®）/ 億珂（ibrutinib, Imbruvica®）/ 薩溫珂（siltuximab, Sylvant®）/ 思得適（idelalsib, Zydelig®）/ 貝林斯他（belinostat, Beleodaq®）
皮膚癌	益伏（ipilimumab, Yervoy®）/ 日沛樂（vemurafenib, Zelboraf®）/ 麥欣霓（trametinib, Mekinist®）/ 泰伏樂（dabrafenib, Tafinlar®）/ 吉舒達（pembrolizumab , Keytruda®）/ 保疾伏（nivolumab, Opdivo®）
胰臟癌	得舒緩（erlotinib , Tarceva®）/ 癌伏妥（everolimuis, Afinitor®）/ 紓癌特（sunitinib, Sutent®）

資療來源：節錄自美國國家癌症研究院，〈目前有哪些癌症標靶治療獲得許可？〉，https://www.cancer.gov/about-cancer/treatment/types/targeted-therapies（2014年4月）

原註：英文藥名結尾 -inib 者，都屬於蛋白激酶大家族；結尾 -mab 者，則都是單株抗體。

譯註：本書原文部分藥名及商品名和台灣醫療單位標示的英文不同，翻譯時均按原文。

表2　獲得許可的癌症標靶藥物（部分）。

癌症	許可藥物
乳癌	癌伏妥（everolimus, Affinitor®）/ 弗瑞斯錠（tamoxifen, Fareston®）/ 賀癌平（trastuzimab, Herceptin®）/ 法洛德（fulvestrant, Faslodex®）/ 安美達錠（anastrozole, Arimidex®）/ 諾曼癌素（exemestane, Aromosin®）/ 泰嘉錠（lapatinib, Tykerb®）/ 復乳納（letrozole, Femara®）/ 賀疾妥（pertuzumab, Perjeta®）/ 賀癌寧（adotrastuzumab emtansine, Kadcyla®）/ 愛乳適（palbociclib, Ibrance®）
大腸直腸癌	爾必得舒（cetuximab, Erbitux®）/ 維必施（panitumumab, Vectibix®）/ 癌思停（bevacizumab, Avastin®）/ 柔癌捕（ziv-aflibercept, Zaltrap®）/ 癌瑞格（regorafenib, Stivarga®）
腎臟癌	癌思停（bevacizumab, Avastin®）/ 蕾莎瓦（sorafenib, Nexavar®）/ 紓癌特（sunitinib, Sutent®）/ 福退癌（pazopanib, Vortrient®）/ 癌伏妥（everolimus, Afinitor®）/ 抑癌特（axtinib, Inlyta®）
血癌	凡善能（tretinoin, Vesanoid®）/ 基利克（imatinib, mesylate, Gleevac®）/ 柏萊（dasatinib, Sprycel®）/ 泰息安（nilotinib, Tasigna®）/ 博蘇利夫（bosutinib, Bosulif®）/ 利妥昔（rituximab, Rituxan®）/ 坎帕斯（alemtuzumab, Campath®）/ 奧法木單抗（ofatumumab, Arzerra®）/ 癌即瓦（obinutuzumab, Gazyva®）/ 億珂（ibrutinib, Imbruvica®）/ 思得適（idelalisib, Zydelig®）/ 百利妥（binatumomab, Blincyto®）
肺癌	癌思停（bevacizumab, Avastin®）/ 截剋瘤（crizotinib, Xalcori®）/ 得舒緩（erlotinib , Tarceva®）/ 艾瑞莎（gefitinib, Iressa®）/ 妥復克（afatinib dimaleate, Gilotrif®）/ 立克癌（ceritinib, Zycadia®）/ 欣銳擇（ramucirumab, Cyramaza®）/ 保疾伏（nivolumab, Opdivo®）

標靶藥物都是抗體。例如基利克（imatinib, Gleevec®）就是化學合成物，其標靶為促進某些血癌細胞生長的BCR-ABL融合蛋白。

研發標靶療法如今是一門精密複雜的技術，包括自動化篩選對付潛在標靶的大量藥物分子或抗體（見表2）。

標靶治療雖然是一大進展，卻也不是保證有效。癌細胞經常出現抗藥性，或許是因為標靶本身突變了，不然就是因為癌細胞改用新的管道促使腫瘤生長。因此，標靶治療通常會同時使用兩種標靶藥物，或者一種標靶治療搭配一種舊有療法，例如化療。

過去四十年來，癌症治療進展神速，除了因為早期診斷做得更好，還因為現在有許多種標靶治療。二〇一〇至二〇一一年被診斷罹患癌症的英格蘭和威爾斯人，每兩人就有一人可以再活十年。不過，個別癌症的十年存活率差別極大，例如睪丸癌有百分之九十八，肺癌只有百分之五。過去四十年，英格蘭和威爾斯的癌症存活率提高了一倍，不少歐洲國家和美國的存活率提升更多。愈來愈多患者使用單株抗體對抗特定癌症，應該能讓未來的治療成果更好。

止痛與抗發炎

免疫系統是一套極爲複雜的防衛機制，專門對抗發炎或受傷。它能辨識外來物質，啟動相應的防衛機制，摧毀入侵的微生物或修復受損組織。免疫系統會出動抗體，也就是能辨別外來蛋白質或其他大分子的蛋白質，並透過幫助其消除活性來達到目的。抗體和外來物質結合，可以加速各種白血球將外來物質排出體外。白血球會攻擊、殺死、吞噬這些外來細胞或入侵的微生物。它們會離開血液，集中在組織受傷部位，協助去除死去或受損細胞，並產生通常會讓人體感到疼痛的發炎反應。免疫系統和白血球會互相溝通，也會和身體其他部位互通訊息，方法是利用結構複雜、名爲趨化因子（chemokine）和細胞激素（cytokine）的傳訊分子。這些分子包括一大家族的蛋白質，如介白素（interleukin），和其餘名稱奇特的分子，像是腫瘤壞死因子（tumor necrosis factor）和干擾素（interferon）。免疫系統啟動後，這些分子就會出現，同時在腦部引發所謂的「疾病症狀」（sickness syndrome），產生發燒、想睡和食欲不振等等感冒或其他傳染病患者常出現的症狀。直到最近，科學家才有能力干預造成發炎的複雜分子機制，研發出專門的單株抗體，讓發炎治療邁前了一大步。我們稍後還會談到這個部分。

免疫系統是防止我們被敵人殺死的關鍵武器，但這套強效防衛機制有時會出差錯，回過頭來傷害自己。有些常見的疾病就屬於這類「自體免疫」疾病，也就是免疫系統不再將身體某部分視爲「自己」，開始對該部位發動攻擊，造成發炎或身體受損。關節炎就是如此，關節會發炎疼痛，軟骨和骨骼逐漸受損。硬化症是另一個例子，神經系統內包圍並保護神經纖維的髓磷脂逐步受到攻擊，導致症狀惡化。氣喘其實也是慢性發炎，發生在肺部，導致呼吸困難。

幸運的是，目前已經有許多藥物可以治療疼痛與發炎。其中歷史最悠久、使用最普遍的就是阿斯匹靈。阿斯匹靈是化合物乙醯水楊酸的藥名，也是專利化合物（水楊酸）稍作改動帶來巨大躍進的好例子。十八世紀的人已經曉得白柳樹皮萃取物能緩解發燒。一八七〇年代，科學家發現白柳樹皮的療效來自水楊酸。隨後，德國研發出合成水楊酸的方法，海頓化學公司率先將它製成藥物販售。從此，水楊酸不僅大量用於治療發燒，還能有效減緩和風濕症、關節炎有關的疼痛，以及頭痛與神經痛。不過，水楊酸作爲藥物遠遠稱不上完美，不僅藥水味又重又苦，經常導致服用者嘔吐，還會對胃壁造成嚴重刺激，甚至可能引發足以致命的潰瘍出血。這個問題直到一八九八年才由拜耳公司的化學家費利克斯．霍夫曼和藥理學家德雷澤解決，兩人聯手合成出水楊酸的乙醯衍生物，也就是阿斯匹靈。一八九九年，拜耳公司取得了專利；同年德雷澤發表論文，指出阿斯匹靈在動物體內既保有水楊酸退燒止痛的效果，做成藥物又更安全方便。阿斯匹靈沒有水楊酸的苦味，但比較難溶於水，於是拜耳公司決定做成能在胃裡分解成粉末的藥片販售，使得阿斯匹靈成爲最早一批以藥片形態面市的藥物。由於它在二十世紀初問世，因此成了「世紀之藥」，不僅大量用於治療各種疼痛，對原本只有嗎啡這項選擇的醫師和病人來說，能有一個安全又不會上癮的止痛藥，更是一大福音。雖然一次大戰結束後，德國放棄了許多阿斯匹靈相關專利，但拜耳公司因爲享有一段時間的壟斷權，還是賺得盆滿缽滿。一九一八年，拜耳被迫放棄專利權後，許多藥廠開始製造販售阿斯匹靈，不僅使阿斯匹靈成爲最多人使用的藥物之一，還導致市場競爭激烈，史稱「阿斯匹靈戰爭」。

之後，科學家不斷發現阿斯匹靈的新功用，其中之一就是影響血液裡一種名爲血小板的細胞。血小板對血液凝結很重要，而阿斯匹靈能讓血小板的凝血功能失效，讓血液比較難凝結。由於不恰當的血液凝結可能引發心臟病或中風，因此醫師經常建議高風險患者每日服用小劑量的阿斯匹靈。科學家一直不曉得阿斯匹靈的作用機制，直到一九七一年，英國藥理學家范恩（後來成爲爵士）和研究夥伴發現，阿斯匹靈能抑制環氧合酶（cyclooxygenase）作用。這種酶是發炎機制的關鍵，能產生一種名爲前列腺素（prostaglandin）的發炎介質，引發疼痛和其他發炎相關症狀。而阿斯匹靈會抑制前列腺素形成，因此能緩解疼痛、克制發炎。范恩證明，不只阿斯匹靈，所有自阿斯匹靈問世以來研發出的非類固醇消炎藥（NSAID），例如布洛芬（ibuprofen）、艾特多雷克（etoflac）和吲哚美辛（indomethacin）等，作用機制都一樣。這項影響深遠的發現，讓范恩贏得了一九八二年的諾貝爾生醫獎。

阿斯匹靈的故事還沒完結。二十世紀末又出現一種新的非類固醇消炎藥，不僅止痛消炎的效果和之前的同類藥物一樣好，還更不容易引發胃部刺激和胃出血——兩者都是阿斯匹靈和同類藥物最常見也最嚴重的副作用。雖然這些副作用通常不嚴重，不過有時會惡化，再加上每天有數以百萬計的患者服用阿斯匹靈和非類固醇消炎藥，使得每年都有數千人死於藥物引發的胃出血。而這種新的非類固醇消炎藥，鎖定的是新發現的一種環氧合酶：環氧合酶二（COX-2）。這種酶和之前研究過的酶（現稱爲環氧合酶一）不同，只有身體發炎或受傷時才會生成，也因此成爲抗發炎藥的理想標靶。舊的非類固醇消炎藥會同時抑制這兩種酶，新藥只會抑制環氧合酶二。胃壁細胞有環氧合酶一，但沒有環氧合酶二，因此環氧合酶二抑制劑不會造成胃部刺激或出血。由此看來，環氧合酶二抑制劑可望成爲二十一世紀的阿斯匹靈，在醫療市場大獲成功。二十世紀末葉問世的兩種環氧合酶二阻斷劑，偉克適（Vioxx®）和希樂葆（Celebrex®）二〇〇〇年銷售金額高達三十億美元，另一種環氧合酶二拮抗劑貝克斯特拉（Bextra）也隨之登場。不過，成功是短暫的。長期臨床試驗顯示，偉克適使用者中風或心臟病發作的風險明顯上升，最終導致偉克適下架，貝克斯特拉也因爲同樣理由停售。美國食品藥物管理局則要求醫師詳盡警告希樂葆或舊非類固醇消炎藥使用者，必須當心這些風險。

類阿斯匹靈藥物還有不少，其中以乙醯胺酚最普遍，歐洲稱作撲熱息痛（paracetamol），美國則是稱作「普拿疼」（Panadol）或「泰諾」（Tylenol）。撲熱息痛止痛退燒很有效，而且比阿斯匹靈安全，不會造成胃刺激，小孩老人都能服用。雖然科學家還不確定乙醯胺酚的作用機制，但它可能是透過抑制腦部的環氧合酶而非周邊組織發揮作用。不過，撲熱息痛也有風險，使用過量可能導致肝腎嚴重受損。由於使用者衆，每年都有不少人死於撲熱息痛——包括刻意服用過量而自殺。

二十一世紀的風雲藥物其實是鎖定發炎機制某一種關鍵蛋白質，也就是細胞激素「腫瘤壞死因子－α」（TNF-α）的單株抗體。這種抗體會和腫瘤壞死因子－α結合，阻斷這類蛋白質作用，進而抑制發炎。患者可以使用「注射筆」自行皮下注射這種抗體。由於它可以在循環系統內停留一段時間，因此只需每週或兩週注射一次。臨床結果顯示，這種抗體對某些發炎性疾病（如類風濕關節炎）患者非常有效，多年腫痛瞬間消失。目前市面上有不少這類藥物，包括類克（Remicade）、恩博（Enbrel）、復邁（Humira）和欣普尼（Simponi）等等。這些藥物徹底改寫了發炎性疾病的治療方式，但代「價」不菲。美國每位使用者每年要付出兩萬至兩萬五千美元，歐洲各國的健保制度也付得很吃力。英國國民保健署每年在領先產品「復邁」上的支出是九千三百英鎊，相當於一萬三千五百美元，而且還只開給嘗試其他藥物都無效的嚴重病例。這些藥物不論臨床或商業上都大獲成功。復邁於二〇一四年美國銷售榜上排名第二，金額六十億美元；恩博第四，金額四十三億美元。要價高昂是單株抗體的特色，連帶對其他醫學領域產生強烈衝擊。不過，有徵兆顯示這只是暫時現象。負責核准新藥的歐洲藥品局已經對「生物相似藥」制定出核准規則：雖然兩種抗體在分子結構上不可能完全相同，但只要某抗體和原廠單株抗體都以同一種蛋白質爲標靶，分子層次作用類似（雖不盡然相同），臨床上也證明有效，當原廠抗體專利過期後，該抗體就能算是學名藥。這不是理論，而是現在進行式：歐洲藥品局已經核准第一批「生物相似藥」因復雷克他（Inflectra）和類希瑪（Remsima）上市，跟專利過期的類克競爭。這兩種藥物雖然尚未取得美國許可，但其在歐洲的銷售價格可省下約百分之三十的開銷。

更嚴重的疼痛通常和癌症等絕症有關。對於這類疼痛，嗎啡和類嗎啡的「鴉片劑」仍然是最有效的選擇（鴉片劑〔opiate〕成分完全來自罌粟，合成鴉片類藥物〔opioid〕則至少有部分爲非天然化合物）。嗎啡會影響大腦和脊髓的某些鴉片受點，抑制傳遞「痛感」至腦部的神經束作用。這些受體雖然不以辨識鴉片類藥物爲功能，但屬於人體疼痛抑制系統的一部分，通常受體內生成的腦內啡（endorphin）活化，尤其在壓力或危急情況下，因爲這時「戰鬥或逃跑」比感覺疼痛更重要，就像足球場上的球員或戰場上的士兵受傷不會立卽感覺到疼痛一樣。目前有許多合成藥物也以這類受體爲標靶，其中不少比嗎啡效力更強，例如吩坦尼（fentanyl）。但嗎啡依然受到普遍使用，而新的緩釋技術（例如吩坦尼貼片）也讓患者每天最多施用一至兩次，就能抑制大多數疼痛。不過，長時間使用嗎啡和鴉片劑也會有問題。除非患者病入膏肓，否則醫師通常不願使用這類藥物，以防患者成癮（見本書第四章）。類嗎啡藥物奧諾美（疼始康定）的臨床經驗顯示，這不是杞人憂天，因爲奧諾美在美國上市之後就出現大批成癮者。歐洲目前還沒有這個現象，可能因爲在美國取得處方藥比在歐洲容易。長期使用類嗎啡藥物還有一個問題，就是會形成抗藥性，使得劑量愈開愈高，最終不再能有效緩解患者疼痛。目前科學家仍在尋找更好的藥物來抑制嚴重的慢性疼痛。

治療神經病變痛

神經病變痛和發炎的疼痛不同，用非膽固醇消炎藥或鴉片劑治療都沒有用。當感覺神經因爲糖尿病、化療藥物或帶狀皰疹（「皮蛇」）而受損，就會產生神經病變痛，感覺有如灼燒，而且很難治療。三環抗憂鬱劑如德利能（amitriptyline）和妥富腦（imipramine）有時能緩解這類疼痛，只是作用機制和治療憂鬱症不同，不是刺激單胺作用（見下節「治療受損的心靈」），而可能是阻斷感覺神經的電位敏感離子通道。鎮頑癲（gabapentin, Neurontin）和萊瑞康（pregabalin, Lyrica）也能治療神經病變痛。雖然這兩種藥物的英文學名裡都含有GABA（γ－丁氨基酪酸的簡稱），但它們都不會直接和這種抑制性神經傳導物質起作用，而是以感覺神經裡某個電位敏感鈣離子通道爲次級標靶。神經病變痛裡，有一種是腦部神經纖維束受損，導致患者出現多發性硬化症。這種「中樞」疼痛特別難治療。最近有一種標準化的大麻萃取物「沙提威」（Sativex）獲准用來治療多發性硬化症疼痛，是十九世紀之後首個取得許可的醫療用大麻。神經病變痛至今仍是許多患者的長期負擔，其中大約只有半數能靠現有的藥物紓解。

治療受損的心靈

二十世紀後半藥理學最耀眼的成就，莫過於精神疾病藥物的發現與普及。緩解思覺失調、憂鬱和焦慮症狀的藥物出現，大幅影響人們看待這些疾病的方式，愈來愈將這些精神患疾視爲器質性疾病，治療方式也徹底翻轉。精神病院加速消失，不再需要將危險的瘋人隔絕於社會之外。

基本上，所有精神藥物的作用對象都是腦部的化學物質傳訊系統（見圖2）。大腦內有數十億個神經細胞，藉由複雜的神經迴路互通訊息。神經細胞內外會維持微量電位差，只要「放電」就能在細長的神經纖維內傳導電脈衝。不過，

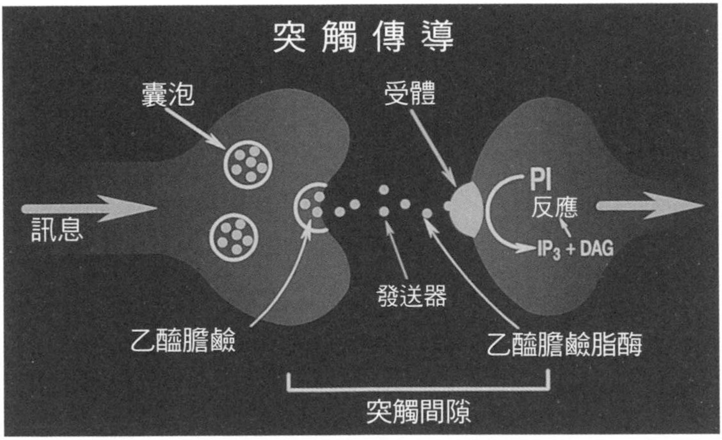

圖2｜神經系統的化學傳導。神經細胞（神經元）將微量電脈衝沿著電纜般的神經纖維（軸突）傳導至纖維尾端的突觸。電脈衝會讓腦部釋放神經傳導物質，活化下一個神經細胞。許多藥物對神經系統的作用機制不是模仿神經傳導分子，就是阻斷神經傳導分子對目標細胞的作用。

電脈衝一旦抵達另一個神經細胞附近，訊息就會從電傳導變爲化學傳導。神經脈衝一抵達神經纖維尾端，就會引發大腦釋放微量的傳訊化學物質，對下一個神經細胞的表面受體蛋白起作用，活化或抑制該細胞的活動（開和關一樣重要）。

作爲傳訊分子的化學物質有五十多種，每種都有對應的細胞表面受體，而這使得藥物有許多標靶可選，或是激發其中某種化學傳訊分子，或是不讓它起作用。最早一批治療憂鬱症的有效藥物，作用就是活化腦內一種名爲單胺的化學物質，其中又有兩種物質和憂鬱症特別相關，分別是正腎上腺素和血清素。兩者都能調節大腦思考區（大腦皮質）活動：正腎上腺素有助於大腦留意外在世界的動靜，血清素則是決定情緒與心情的關鍵。

最早一批有效又安全的抗憂鬱藥物誕生於一九五〇年代，分別是瑞士汽巴－嘉基公司的妥富腦和美國默克藥廠的德利能，兩者都能刺激大腦單胺作用。神經末梢釋出正腎上腺素和血清素後，這兩種化學物質會被再捕捉（recapture）機制消除其活性，並由神經細胞膜的特定轉運蛋白吸回神經末梢。而妥富腦和德利能這兩種抗憂鬱劑則是能抑制這個單胺再捕捉機制，延長正腎上腺素和血清素的作用時間。當時任職於美國國家心理健康研究所的艾梭羅德博士率先發現這個回收機制和抗憂鬱劑對這個機制的作用，因而獲得一九七〇年的諾貝爾生醫獎。妥富腦和德利能推出之後大受歡迎，至今仍然被廣泛使用。不過，一九八〇和九〇年代，效力更好的抗憂鬱劑陸續問世。這些新藥只會對血清素專屬的單胺轉運蛋白發揮作用，而不會影響其他單胺轉運蛋白。這類選擇性血清素回收抑制劑（SSRI）以百憂解（Prozac®）爲經典，比起服用過量可能致命的舊有藥物安全多了。當時抗憂鬱劑市場不斷擴大，一九九九年規模已經超過一百一十億美元，而百憂解和其他選擇性血清素回收抑制劑正好搭上這股熱潮。之後，原廠藥的專利陸續過期，被更便宜的學名藥大舉取代。大西洋兩岸的抗憂鬱劑用量急速增加。過去二十年來，美國使用量成長了百分之四百，歐洲成長了百分之五百。安全有效的藥物問世之後，我們這才發現受憂鬱症影響的人數遠超過之前想像。隨著藥用量增加，大多數歐洲國家的自殺率跟著下降。如今，抗憂鬱劑已經成爲最常開立的處方藥之一。

焦慮往往伴隨憂鬱而來，且有各種形態，最嚴重甚至會陷入極度焦慮與恐慌。患者可能每週經歷數次恐慌發作，通常由特定的恐懼症所引發，例如害怕開放空間、進入超市或社交場合。較輕微的焦慮與恐懼症有許多種，通常和廣泛性焦慮及失眠有關。最有效的抗焦慮劑（鎮定劑）是苯二氮平類藥物，以煩寧（Valium®）爲代表。苯二氮平類藥物對焦慮的鎮定效果驚人，並能協助患者回復正常的睡眠模式。煩寧是一九六〇至七〇年代製藥界最暢銷的藥物，稱霸超過十年之久，替瑞士羅氏大藥廠賺進了大把鈔票。隨後有許多仿效者，全經由同樣的藥理學機制，即強化腦內主要抑制性化學傳訊分子GABA作用。苯二氮平類藥物還廣泛用於治療失眠，許多短效型藥物應運而生，免得使用者隔日醒來藥效未退，出現「宿醉」現象。不過，就如同大多數精神藥物，長期使用苯二氮平類藥物也有負面效果。不少患者會藥物成癮，很難停止服用，只要停止藥物治療就可能復發，並產生更嚴重的焦慮與睡眠障礙。據估計，由於之前開立不受限制，英國至今仍有數千名年長患者依賴苯二氮平類藥物。不過，苯二氮平類藥物基本上相當安全，讓數百萬患者深蒙其惠。

我們偶爾都會突如其來地感到焦慮或憂鬱，因此多少能同理飽受極度焦慮或憂鬱之苦的患者。但對於思覺失調症造成的瘋狂，我們就不大能體會了。全球約有百分之一的人口受思覺失調症影響，通常首發於青春期後的成年前期，並往往持續終生。思覺失調症的症狀古怪而多變，每位患者都不盡相同。主要症狀包括：幻聽（通常是聽到以第三人稱談論患者的聲音）、非理性的妄想、被迫害感和偏執、無法適當表現情緒、思想和言語混亂、遠離社交和僵直。患者往往無法正常工作與生活，並由於妄想而對他人產生非理性或危險的暴力行為。科學家發現能治療部分症狀的藥物，對於思覺失調症治療是一大進展。第一個突破是一個意外的發現。一九五〇年代初期，法國醫師德雷和德尼克注意到氯丙嗪（chlorpromazine）鎮定效果驚人。這種新藥原本是用來放鬆大手術前的病人，但德雷和德尼克拿躁症（mania）患者試驗，發現非常有效，於是兩人又拿思覺失調症患者試驗，發現同樣能大幅降低激動，又不會讓患者想睡，也就是有鎮定效果，又不至於強力鎮靜。於是，氯丙嗪很快風行於大西洋兩岸，成爲思覺失調症的最新有效療法。隨後又有不少抗思覺失調藥物成功推出，包括天賦異稟的比利時藥學家楊森發現的強效藥氟哌啶醇（haloperidol）。這些新藥通常呈油液狀，以注射方式打入肌肉裡，有些效力比氯丙嗪強上千倍，因此一劑可以維持數週之久。這類「長效注射」能在肌肉裡緩緩發揮藥效，使得思覺失調症患者能以門診形式就醫，每月注射一到兩次即可。新療法誕生是讓起自維多利亞時代的精神病院逐漸消失的原因之一，不再將思覺失調症患者關入其中。不過，長效注射是不可逆的過程，可能會導致思覺失調症患者產生長期不良反應。抗思覺失調藥物雖然能抑制症狀，卻無法改變其惡化趨勢。

發現抗思覺失調藥物的腦內作用機制，是「精神藥理學」這門新學科的一大成就。其中兩位先行者，瑞典的卡爾森和美國的葛林加德，更拿到了二〇〇〇年諾貝爾生醫獎。他們證明了這類藥物之所以有效，是因爲它們都以一個名爲多巴胺的單胺化學傳訊分子爲標靶。這些治療思覺失調症的抗精神病藥物（neuroleptics）會影響腦內多巴胺的其中一個受體，阻斷多巴胺作用。

多巴胺還跟另一個腦部障礙有關，那就是帕金森氏症。當製造和釋出多巴胺的神經細胞逐漸退化，患者就會四肢僵直無法行動，並常常伴隨著顫抖。左旋多巴（L-DOPA）是治療帕金森氏症的藥物，只要進入腦部就會轉成多巴胺，取代大腦消失的這項功能。因此，左旋多巴用藥過量可能導致精神病症狀，而抗思覺失調藥物的不良副作用之一是可能讓患者出現類似帕金森氏症的症狀，也就不足爲奇了。不過，新一代的抗思覺失調藥物已經大致克服了這個問題，不僅治療精神症狀和舊藥一樣有效，也不太會出現類帕金森氏症的不良副作用。這類較新的藥物有時被稱作「非典型抗精神病藥物」。它們除了阻斷多巴胺受體，還多了一個藥理機制，阻斷單胺血清素受體。正是這份雙重阻斷，讓類帕金森氏症的症狀不至於出現。思覺失調症是相當普遍的疾病，藥物儘管無法根治，全球仍然有數百萬患者因此獲益。

從憂鬱、焦慮到精神病，藥物對於這些複雜症狀竟有如此神效，其中緣由還有不少有待了解。比方說，爲何幾乎在所有情況下，這類藥物一服用就會發揮藥理上的作用（也就是阻斷血清素吸收或抑制多巴胺受體等等），藥效卻往往要幾週後才會出現？或許藥物立即作用會誘發某些長期反應，逐步矯正精神失衡，只是我們仍然不清楚其背後機制。

發現治療憂鬱、焦慮和思覺失調症的新藥，是二十世紀後半的重大進展。

其中不少新藥要價不菲。雖然專利過期後，便宜的學名藥不難取得，但這個領域已經數十年沒有新藥出現，而且遺憾的是，治療精神疾病藥物已不再是大多數藥廠的研發重點。不過，對於日益嚴重的阿茲海默症和其他老年失智症，儘管目前藥物治療進展相當有限，藥廠依然興趣濃厚。

鼠疫與瘟疫

人類自古便飽受傳染病折磨。隨著人口不斷增加，並且愈來愈集中於都市城鎮，我們的社會也更加成爲各種細菌、眞菌、病毒與寄生蟲的溫床，讓這些微生物演化出占盡智人便宜的優勢。有些傳染病是動物傳染給人類，例如淋巴腺鼠疫便是從鼠蚤傳染給人，造成巨大浩劫。綜觀人類歷史，我們大多時間都缺乏有效的醫療手段對付傳染病肆虐，而傳染病大流行往往帶來致命後果。例如，中世紀歐洲淋巴腺鼠疫（「黑死病」）蔓延，造成許多國家近乎半數人口喪命。即便到了二十世紀，「西班牙流感」大流行也在一九一八年的短短六個月內奪走了三千萬人的性命，是第一次世界大戰死亡人數的兩倍。

德國化學家埃爾利希率先研發出有效的抗菌藥物。他使用各種化學物質對病菌進行研究，並於一九一〇年發現自己在實驗室裡合成的第六〇六號化合物很有效。由於這個化合物含有砷，因此稱作砷凡納明（arsphenamine）。這是最早一批有效殺死病菌的藥物。人類對傳染病的治療與控制就此改寫，進入了全新的時代，不再像過去那樣，基本上只能處於束手無策的狀態。砷凡納明（商品名為「撒爾佛散」）對付引發梅毒的微生物尤其有用。在盤尼西林發明之前，「撒爾佛散」及後來研發的類似化合物一直是治療梅毒的標準手段，阻止了這場社會和醫療浩劫繼續擴散。

德國化學家除了研發合成染料，可以和織料緊密結合，不容易被洗掉，還運用相同原理製造可以針對特定疾病的合成藥物。埃爾利希發明了一個很有名的詞來形容，稱它們為「神奇子彈」（magic bullet），就是靈丹妙藥的意思。一九三二年，德國細菌學家多馬克發現紅色染料百浪多息（prontosil）能對抗小鼠和人類的鏈球菌感染。不久後，法國工人便證明了其中的抗菌成分是磺胺

（sulphanilamide）。一九三六年，英國醫師寇爾布魯克和研究夥伴提出有力證據，顯示百浪多息和磺胺治療鏈球菌性敗血症很有效，從而迎來了磺胺時代。多馬克等人火速製造出新的磺胺，其中不少效力更強、適用細菌種類更廣或毒性更低，讓他因此獲得了一九三九年的諾貝爾生醫獎。只是由於他遭到納粹迫害，直到一九四七年才得以領獎。這些新磺胺類藥物，有不少熬過了時間的考驗，其餘則和最初的磺胺與後繼的磺胺吡啶（sulphapyridine）一樣，被更安全有效的新藥取代。直到目前，這些新藥還被廣爲使用。磺胺類藥物是人類對抗傳染病的第一個重大進展。

之後就是抗生素的時代，包括大家耳熟能詳的故事：一九二八年，弗萊明在倫敦發現他留在實驗室窗邊的細菌培養皿裡的細菌被霉給殺死了。十多年後的一九四一年，牛津大學的弗洛禮、希特利和柴恩才確認霉裡的殺菌物質是盤尼西林，並於一九四一年用它治療了第一位病人。一九四五年，弗萊明、弗洛禮和柴恩因發現盤尼西林而共同獲頒諾貝爾生醫獎。後來，盤尼西林在二戰期間厥功甚偉，治好戰場上許多受感染的傷口，生產方也由飽受戰火蹂躪的英國轉到美國，由默克和其他藥廠首度大量製造。盤尼西林之後，又有許多強力抗生素問世，徹底改寫了我們對抗肺炎、肺結核和霍亂等致命疾病的能力。而抗生素之後，則有最早一批抗病毒藥在二十世紀繼之而起。這些神奇藥物到底是如何發揮作用的呢？

抗菌藥和抗眞菌藥

治療傳染病的理想藥物，必須能鎖定細菌或眞菌獨有的生物特性，這樣才能殺死入侵的微生物，又不至於傷害人類宿主。而最有效的抗微生物藥正是做到了這一點。細菌是微小的生物體，必須靠強韌的細胞壁才能不受外在世界侵襲。少了細胞膜，它們就變得很脆弱，無法生存與繁殖。因此，不少抗生素的作用原理便是阻礙細菌的合成能力，使細菌無法將糖和蛋白質合成細胞壁。如此一來，細菌便無法運作、無法繁殖，人體免疫系統便能清理殘餘的感染。盤尼西林以及現有二十多種類似盤尼西林的合成藥物就是以這種方式發揮作用。

另一種重要的抗生素是頭孢菌素（cephalosporin），總數超過二十五種。這類藥物雖然化學組成和盤尼西林不同，原理卻同樣是抑制細胞壁生成；汎克黴素（vancomycin）和桿菌肽（bacitracin）也是如此。

其他抗菌藥則是利用細菌和宿主間的其他差異，例如磺胺類藥物會干擾細菌合成葉酸。葉酸是基礎維他命，能催化活細胞內的多種化學反應，但人能從飲食攝取葉酸，細菌卻必須自行合成，因此只要干擾這個過程就能阻止細菌生長。儘管科學家早就發現了磺胺，但後來有了不少改進，目前市場上有十六種這類藥物仍被廣泛使用。四環黴素類（tetracycline）和胺基糖苷類（aminoglycoside）抗生素則會干擾另一種重要的生物機制——蛋白質合成。由於細菌合成蛋白質的方式和哺乳類不同，因此這兩種藥物干擾細菌進行合成，並不會對宿主造成傷害。鏈黴素（streptomycin）也屬於這類藥物。它是最早能有效治療肺結核的抗生素。巨環類（macrolide）抗生素的原理亦同；治療肺炎最有效的藥物之一紅黴素（erythromycin）便是巨環類抗生素。還有一些藥物則是針對細菌的核酸合成過程。核酸合成也是生物的基本特徵。喹諾酮（quinolone）和立汎黴素（rifampicin）都屬此類。

除了細菌，各種各樣的眞菌也會造成感染，尤其身體和外在世界接觸的部位，如皮膚、肺、喉嚨、陰道和尿道等等。抗眞菌藥和抗菌藥一樣，也是針對眞菌獨有的生物特性。眞菌和細菌一樣會形成強韌的細胞壁，於是不少藥物便以干擾細胞壁的合成或作用爲目的。其中，類似膽固醇的麥角固醇（ergosterol）是眞菌細胞壁的特有成分，因此成了首要目標。兩性黴素（amphotericin）、寧司泰定（nystatin）和咪唑類（imidazole）藥物——克霉唑（clotrimazole）、益康唑（econazole）、咪康唑（miconazole）、氟康唑（fluconazole）和酮康唑（ketoconazole）等等——都是以這種方式發揮作用。其他抗眞菌藥則鎖定眞菌獨特的核酸或蛋白質合成。

病毒藥

抗生素不能治療一般感冒，也無法紓解流感症狀或左右愛滋病的感染過程。因爲感冒、流感、愛滋病和其他許多傳染病都不是由細菌引起，而是病毒。病毒是體積最小、形態最簡單的生命體。

病毒免除了其他生物存活與繁殖所需的多數生化機制。病毒不需要那些機制，因爲它們寄生在宿主的活細胞裡。大多數病毒只由一段核酸組成，外頭包覆蛋白質；核酸裡記錄著如何製造更多病毒的資訊。所謂病毒感染，就是病毒附著在細胞表面，然後進入細胞來感染細胞。一旦進入宿主細胞，病毒就會去掉蛋白質外殼，劫持宿主細胞的生化機制，用它來合成病毒核酸和蛋白質分子，最終形成數百萬個病毒。然後宿主細胞被殺死，新的病毒傾巢而出，開始另一輪的感染過程。

設計有效的抗病毒藥很難，因爲病毒專屬特徵太少。病毒用的是宿主的正常生化機制，因此鎖定生化機制很可能會傷到宿主。直到二十世紀後半，科學家才發現第一批有效的抗病毒藥。其中有些鎖定去氧核醣核酸聚合酶，也就是去氧核醣核酸複製所需的酶。如果缺乏這個酶，病毒就無法複製。但宿主所有細胞也有這種聚合酶。因此，訣竅在於設計出的藥物不會抑制所有去氧核醣核酸聚合酶，而是只抑制遭到病毒感染的宿主細胞裡的聚合酶，讓藥物只被受感染的酶轉化。這種藥物在體內從惰性轉活的方法，就叫作「前驅藥」（pro-drug）策略。依據這套方法開發出來的藥物包括阿昔洛韋（acyclovir）和十多種衍生藥物，而美國科學家埃利恩和希欽斯也因這項發現獲頒一九八八年的諾貝爾生醫獎。另一個重要的抗病毒藥是齊多夫定（zidovudine, AZT），作用同樣是阻礙病毒核酸複製，欺騙病毒酶將齊多夫定攝入核酸內，從而失去複製能力。

愛滋病毒全名爲人類免疫缺乏病毒（human immunodeficiency virus, HIV），是病毒演化最成功的案例。它順利侵入地球上數量最多的大型動物（智人）體內，並鎖定攻擊宿主免疫系統內站在第一線對抗感染的細胞（卽T細胞）。而且，愛滋病毒主要透過性接觸傳播，而性接觸又是人類最普遍的行爲之一。愛滋病毒會逐漸破壞人體免疫功能，讓免疫系統無法反擊，最終導致人體抵擋不了愛滋病毒和其他感染，包括致癌病毒。治療愛滋病的初步進展來自使用抗病毒藥阻止病毒核酸複製，不過力道有限。最成功的藥物直到最近才問世，使用的是不同的機制。這個機制是鎖定病毒特有的酶，一旦病毒開始複製，病毒核酸內的編碼會被（藥物）解讀爲一條蛋白質長鍊，接著被切成好幾個條不同的蛋白質短鏈；而切段靠得就是名爲ＨＩＶ蛋白酶的病毒酶。因此，ＨＩＶ蛋白酶抑制劑就成了最有效的抗愛滋藥物。不過，對付愛滋病毒和其他病毒都會遇到一個問題，那就是病毒會突變產生抗藥性，而且速度很快。在愛滋病毒感染的長期過程中，每天會生成超過十億的病毒，雖然大多數會被人體的免疫系統殺死，但其中一小群病毒產生突變的機率非常高。只要這些突變病毒有的對抗病毒藥有抗藥性，就會存活下來開始複製。爲了解決抗藥性的問題，目前醫師普遍採用雞尾酒療法，讓ＨＩＶ蛋白酶抑制劑搭配其他抗病毒藥（如齊多夫定）使病毒較不易產生抗藥性，結果非常成功。從此，愛滋病在富裕國家不再是十大死因，但貧窮地區的患者仍付不起西方國家使用的昂貴藥物（每年一萬到一萬五千美元）。直到二十一世紀，西方藥廠調降藥價，加上廉價「學名藥」出現，使得愛滋藥物大降價，局面才明顯改善，二〇一五年立下的人人都能取得愛滋藥物的目標也終於得以實現。

對抗寄生蟲

除了細菌、真菌與病毒，許多寄生蟲也發現智人是很好的宿主。這些寄生蟲小到單細胞生物，即原生動物（protozoa），大到如扁蟲、蛔蟲、鉤蟲、絛蟲等等，應有盡有。熱帶和亞熱帶最常發生寄生蟲感染，而且後果可能很慘烈。例如，西非牛隻被錐蟲（一種原生動物）感染，導致大片區域不再能養牛。有些其他種類的錐蟲會攻擊人類，侵入人腦引發「昏睡病」（sleeping sickness）。在非洲其他熱帶國家，蛔蟲或絲蟲會傷害人眼，造成「河盲症」（river blindness）。伊維菌素（ivermectin）這種強效新藥起先用來治療馬和其他家畜的寄生蟲病，後來發現也可用來治療河盲症。世界衛生組織便利用伊維菌素在非洲展開大規模行動，聯合二十個國家共同打擊河盲症。這種神藥只需六個月服用一錠，就能保護孩童與成人免於這種寄生蟲帶來的可怕後果。不過，對抗寄生蟲大軍的藥物相當有限，因爲這些熱帶疾病通常發生在貧窮地區，藥廠缺乏金錢誘因斥巨資進行研究。瘧疾這個最常見也最致命的寄生蟲病就是最好的例子。瘧疾是由名爲瘧原蟲的原生動物所引起，經由瘧蚊叮咬人類而傳播。瘧原蟲會先在肝裡生長，而後侵入紅血球，最終從紅血球釋出，瞬間引發高燒與失能。全球每年有近兩億人感染瘧疾，其中約有五十萬人喪生；在疫區感染瘧疾而死的西方遊客則有一萬多人。幸好，瘧疾有很有效的藥物可以治療。最早的藥物是奎寧，十七世紀於金雞納樹的樹皮中發現，十九世紀在巴黎成功分離與純化。奎寧和衍生藥物氯奎寧（chloroquine）、美爾奎寧（mefloquine）都會殺死紅血球內的瘧原蟲。其中機制相當複雜，主要是和血紅素進行化學反應。青蒿素（artemisinin）原本是中藥材的成分，目前廣泛用於治療瘧疾。此外還有不少藥物，如乙胺嘧啶（pyrimethamine）及氯胍（proguanil）會抑制瘧原蟲體內的葉酸合成，和磺胺對細菌的作用類似。伯氨奎寧（primaquine）會在瘧原蟲侵入肝臟初期進行攻擊。遺憾的是，抗藥性的問題愈來愈嚴重，某些地區的瘧原蟲甚至已經演化到幾乎沒有藥物可以對付。目前亟需開發新藥，對抗這個致命疾病。

微生物抗藥性

許多感染原發展出微生物抗藥性（antimicrobial resistance, AMR）。這是一個愈來愈嚴重的公衛問題，受到許多國家和領域的廣泛關切。由於這已經嚴重到足以破壞現代醫學成就的程度，使得各國政府愈來愈重視。後抗生素時代——常見的感染病與輕傷就足以致命——已經不是遙不可及的末日想像，而是二十一世紀迫在眉睫的現實考驗。

（福田醫師，世界衛生組織，二〇一四年）

過去一百年來，藥物治療最有成就的領域，就是利用抗生素等藥物治療傳染病。但這個領域如今卻面臨最大的危機。抗生素等藥物的廣泛使用，必然促使細菌、病毒和寄生蟲演化出抗藥性。或許有人覺得不可思議，這些病菌怎麼如此快就演化出抗藥性。但細菌和病毒等感染原在人體內生長繁殖迅速，幾分鐘內數量就能翻倍。一旦感染持續幾週或幾個月，細菌可能繁殖了幾千代。雖然多數細菌都會被抗菌藥或免疫系統殺死，但少數演化出抗藥性的突變細菌卻占盡優勢，很有可能存活下來大肆繁殖。由於醫師面對輕微感染或發燒的求診者很習慣開抗生素，使得開藥經常很浮濫。醫院也是如此，幾乎所有患者都會使用抗生素，使得醫院成爲微生物演化出抗藥性變種的溫床，例如圖3的抗甲氧苯青黴素金黃色葡萄球菌（MRSA）。

　更糟的是，現代畜牧法將大量牲畜聚集在狹小空間內，以致必須仰賴抗生素來防止必然出現

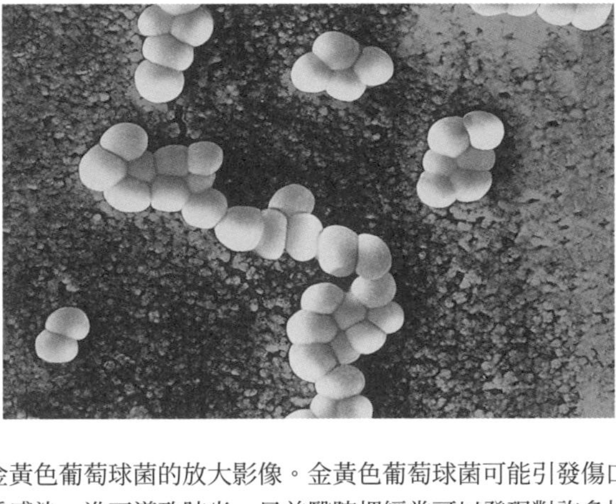

圖3｜金黃色葡萄球菌的放大影像。金黃色葡萄球菌可能引發傷口或肺嚴重感染，進而導致肺炎。目前醫院裡經常可以發現對許多抗生素都有抗藥性的金黃色葡萄球菌菌株。

的傳染病。牲畜經常無差別施用抗生素以預防感染，進而得以加速成長。

微生物演化出對付抗生素的分子機制相當驚人。盤尼西林問世之後，有些細菌的突變種開始製造一種新酶「盤尼西林酶」，可以降解盤尼西林，並消除它的活性。更驚人的發展還在後頭。有些細菌演化出所謂的「多重抗藥基因」（MDR），其中包含一種分子泵浦機制，可以將多種不同的抗生素主動排到細菌外，讓細菌對多種抗生素具有抗藥性。科學家還發現，細菌比我們想得還要善於將這些抗藥基因從一種細菌轉移到另一種細菌。演化和散播這些基因的演化壓力非常大，而到目前爲止，細菌表現得非常出色，讓某些傳染病愈來愈難治療，住院病人感染抗藥性細菌的問題也一年比一年嚴重，令人擔憂。

除了後抗生素時代的難題，我們還得面對另一個麻煩，那就是治療眞菌、病毒、寄生蟲傳染病的藥物也因爲抗藥株出現而失去療效。這對瘧疾治療來說尤其是個壞消息，因爲瘧疾仍然是第三世界國家的主要致命疾病。

遺憾的是，各國藥廠自一九八七年就再也沒有開發出新的抗生素了，一是因爲愈來愈難找到新的抗生素機制，二是因爲藥廠認爲治療慢性病更有商機。

直到察覺後抗生素世界可能到來，傷口或術後感染可能致命，才由世界衛生組織協調了一個國際性計畫，嘗試解決這個問題——只是這項開發新藥的高昂成本該由誰買單，目前還不清楚。

二十世紀後半之前，人類對於傳染病和寄生蟲病幾乎束手無策，但到了二十世紀末已經有了數百種療法。對有幸生活在已開發國家的人來說，抗微生物藥對健康的貢獻比其他所有藥物都大，讓他們幾乎再也不用像前人那樣，對傳染病擔心害怕。

避孕藥

在許多人眼中，避孕藥是過去一百年來最重要的醫學進展之一。這顆「藥丸」如今實在太過平常，往往讓人忘了當初曾經歷多麼激烈的對抗。目前市面上的「藥丸」有五十多種，其中大多數含有類黃體素的合成黃體素，以抑制濾泡刺激素（FSH）和黃體成長素（LH）兩種激發排卵的化學物質分泌，外加微量的合成類雌激素以抑制子宮出血。避孕藥的問世要歸功於二十世紀美國的三位關鍵人物。桑格是一名天主教徒，母親在五十歲時過世，而她生前懷孕了十八次。這份回憶，加上她在受訓成為婦產科護士期間，協助貧苦婦女進行危險有害的墮胎手術的經歷，使她深信避孕藥對女性安全非常重要。然而，在二十世紀中葉談論生育控制是禁忌，這讓桑格和天主教會起了衝突，並牴觸「淫穢法」。但她仍然開設了第一間節育診所，並成立計畫生育聯合會（Planned Parenthood Federation）。桑格說服內分泌學家平克斯研究避孕藥，並透過自己的慈善單位提供資助。平克斯壓力山大，身旁敵人環伺，尤其是天主教會（當時一如現在堅決反對避孕）和許多政治人物（都怪參議員麥卡錫的反共戰爭，讓許多美國人認為節育是布爾什維克陰謀的一部分）。法律也不站在平克斯那邊。在他工作的麻州，只要提供避孕就可能坐牢，而這個情況直到一九七二年才改變。平克斯很難找到經費研究這個充滿爭議的主題，一九五一年，桑格的富家千金好友麥康梅慷慨解囊成了突破關鍵。墨西哥化學家翟若適從墨西哥薯蕷裡合成出類黃體素物質，並創立了辛泰藥廠。希爾大藥廠雖然不想資助有爭議的臨床研究，不過還是對合成黃體素進行了化學分析。平克斯和哈佛教授洛克合作，加上有能力檢驗動物黃體素的繁殖生理學家張明覺，三人聯手進行了前導研究。起初的研究方向是治療不孕，而非避孕，沒想到結果卻對避孕意義重大。三人得出的複方療法就是恩諾維得（Enovid），其中含有合成黃體素異炔諾酮（norethynodrel）和少量合成雌激素美雌醇（mestranol）。平克斯在波多黎各進行了大規模的恩諾維得臨床試驗，因爲那裡沒有反節育法。試驗由雷伊醫師指導，於一九五六年開始。部分受試女性服用「藥丸」後有副作用。雷伊寫信給平克斯，表示恩諾維得「可以百分之百防止懷孕」，但「副作用多得無法接受」。平克斯和洛克根據自己在麻州的臨床經驗，不同意雷伊的看法，使用研究證明了安慰劑也會產生類似副作用。一九六〇年五月，美國食品藥物管理局核准了恩諾維得，由希爾大藥廠販售。這是人類第一個避孕藥。

這是歷史上的重大事件。它爲一九六〇年代的性解放、性革命、用藥文化、搖滾樂揭開了序幕，尤其敲響了婦女運動的晨鐘。美國食品藥物管理局核准恩諾維得不出幾年，全球就有數百萬名婦女服用，避孕產品也愈來愈多。

不過，不良副作用還是令人擔心。一九六九年，希嫚發表了〈一位醫師對避孕藥的反對意見〉，指出避孕藥有嚴重副作用，可能造成血栓、心臟病發、中風、憂鬱、體重增加和性欲喪失。嚴重副作用的爭議（尤其血栓）持續了好幾年。到了一九七九年，美國避孕藥銷售額下滑了百分之二十四。後來經過一系列臨床試驗，包括數千名婦女服用「藥丸」多年，並將結果發表於二〇〇九年八月、九月和十月號的《英國醫學期刊》，整起爭議才塵埃落定。試驗顯示，少數受試者罹患血栓的風險確實有小而顯著的提高。未服用避孕藥的女性，血栓機率為十萬分之五；服用避孕藥的女性，血栓機率增加三到五倍。服用含有左炔諾孕酮（levonorgestrel）的口服避孕藥，血栓罹患率較低。服用避孕藥產生嚴重副作用的比例雖然接近（但是不到）千分之一，但別忘了，非計畫懷孕也有各種風險。

對未來仍想生育，但現在不想懷孕的女性來說，可以選擇長效型的可逆避孕方法，幾乎不會打擾日常生活就能有效節育。方法包括植入式避孕（例如依托孕烯〔Nexplanon〕和諾普蘭〔Norplant〕）或注射長效醋酸甲孕酮（DMPA）針劑，如狄波普維拉（Depo-Provera）。有些人提倡青春期女性使用長效可逆避孕法，以減少青少女懷孕率，但這項提議有道德疑慮。

整體而言，避孕藥成就驚人。能像避孕藥一樣百分之百有效的藥物不多，難怪對於干預懷孕這項生物基本功能一事，會如此引發爭論與關切。但已開發國家絕大多數女性都在使用避孕法，開發中國家女性使用者也愈來愈多，在在證明了先驅者貢獻厥偉。的確，或許是避孕方法太有效了，使得有些國家人口不斷減少，替代率低於能維持人口穩定的比例（每位婦女至少生兩個孩子）。要不是歐美持續有大量移民湧入，人口減少的問題還會更嚴重。

第四章 娛樂用藥物

從富國人民到窮國百姓，許多人似乎都常渴望改變自己的意識狀態。他們會用興奮劑來保持徹夜清醒，跳舞到天明，或用鎮定劑來緩解焦慮，用致幻劑來體驗新的意識狀態或遺忘日常煩惱。

問題是娛樂用藥物很可能濫用。這類藥物隱含一個危險，就是使用者太容易上癮。成癮症狀可能包括「抗藥性」（需要愈來愈大劑量才能達到預期效果）和「身體依賴」（藥物引發身體狀態改變，一旦停用就會產生諸如噁心、嘔吐、癲癇、頭痛等「戒斷症狀」）。但這些都不足以判定為成癮。在某些情況下，成癮可以完全用「心理依賴」來定義。

成癮者可能持續過量使用藥物，即使已經明顯妨礙工作、健康與家庭也不改。幸好不是所有娛樂用藥物使用者都會產生依賴。有些人或許具有「成癮人格」，比其他人更容易對藥物成癮。藥物的成癮傾向（addiction liability）有大有小，高風險的有古柯鹼、海洛因和尼古丁，低風險的則有酒精、大麻及安非他命。成癮與否不完全取決於藥物，還需要長期重複用藥。因此，科學家認爲成癮涉及腦內基因開關模式的改變，但關鍵的改變爲何，目前還不清楚。其他動物也可能對娛樂用藥物產生依賴。動物大腦研究顯示，不同藥物可能會引發相同的機制。儘管海洛因、安非他命、尼古丁、古柯鹼和大麻在腦中的主要作用部位各不相同，但都能刺激腦內某些區塊分泌化學傳訊分子多巴胺。雖然這和誘發「愉悅」機制不盡然相同，但科學家認爲，藥物引發多巴胺分泌很可能是促使動物或人類一再用藥的重要信號。

酒精

酒精是最古老的娛樂用藥物，在西方世界消耗量非常大。釀造葡萄酒、啤酒和蒸餾酒是很大的產業，二〇一五年全球銷售額超過一兆美元，幾乎是全球藥物銷售金額的總和。大多數西方國家的成年人，百分之八十以上承認喝過酒，將近半數表示自己經常飲酒。酒的飲用量一再攀升，許多國家二十四小時都能在超市買到酒類製品。酒廠花費巨資促銷自家產品，而從英國傳統酒吧和德國啤酒園（biergarten）的獨特氣氛、法國和義大利吃飯配葡萄酒的習慣、北歐人吃冷盤喝的冰開胃酒，到婚禮宴會上喝的一般香檳，在在顯示飲酒深植在許多國家的文化之中。

酒精在腦內到底如何作用，以致一開始讓人興奮沉醉，而後讓人安靜想睡，目前我們還不是很清楚。科學家認爲，酒精的作用機制主要鎖定大腦神經迴路裡的兩大化學傳導系統，一方面激發腦內主要的「關」信號，另一方面部分抑制主要的「開」信號；而傳遞開關信號的分子，分別是γ-丁氨基酪酸（GABA）和左旋麩醯胺酸（L-glutamate）。不過，還不只如此：酒精的愉悅沉醉效果似乎部分來自於它能激發腦部的鴉片機制——海洛因的作用也一樣，只不過更直接、更激烈。納曲酮（naltrexone）是大腦類鴉片受體拮抗劑，對治療海洛因成癮很有效，研究證明也能治療酒精成癮。這種藥物能移除海洛因和酒精的愉悅作用，讓成癮者比較容易戒除。

大多數飲酒者就算貪杯也不會傷害自己或他人。但即使如此，飲酒的負面影響還是不小（見BOX4）。嚴重酒醉會讓人失去正常自制力，更容易發生輕率的性行爲或暴力行爲。英國酒吧裡的和樂氣氛可能以碎酒瓶和啤酒杯互毆告終。此外，酒精會妨礙負責高度專注行爲（例如開車）的大腦區域，讓酒後開車變得很危險。致命車禍有極高比例（超過半數）和飲酒有關，暴力犯罪（尤其家暴）也是如此。

飲酒者有一定比例會形成酒精依賴，也許多達百分之五到十。酒精會左右這些人的生活，經常導致失業及家庭失和。他們可能身體受損，包括肝（肝硬化）等器官，甚至可能腦

BOX4　血液裡不同酒精濃度的效果（根據英國藥理學家蓋德姆爵士）

0.1%—微醺、愉悅

0.2%—酒醉、語無倫次

0.3%—爛醉

0.4%—可能致命

摘自史東與達林頓，《藥丸、藥水與毒藥》

部受損或提早失智。據估計，美國每年飲酒相關的死亡案例有十五萬人。

懷孕飲酒有特殊的風險。美國每年出生的幼兒中，罹患「胎兒酒精綜合症」（foetal alcohol syndrome）的幼兒比例約爲一千比一。這些幼兒的腦部發育永久受損，導致永久性的智能障礙，智商不超過六十。胎兒酒精綜合症是美國最主要的智能障礙成因。

尼古丁

尼古丁是菸草製品或「電子菸」裡的藥物成分，也是吸菸令人愉悅的原因。尼古丁會對腦內化學傳訊分子乙醯膽鹼（acetylcholine）的受體起作用。釋放乙醯膽鹼的神經束具有多種功能，其中一個是作爲大腦半球（腦部思考區）的警覺或清醒系統，因此吸菸者常說抽菸能讓他們思路清晰，並有輕微的抗焦慮效果。

尼古丁吞嚥時不好吸收，但咀嚼效果不錯，因爲口腔裡微帶鹼性，但最有效的攝取方式還是煙吸法。菸草燃燒會將尼古丁變成蒸氣，凝結成微滴以煙的形態吸入體內，再迅速從肺部的大片表面進入血液。從點菸到吸菸，尼古丁幾秒內就能進入大腦。經驗老到的吸菸者很懂得控制吞吐的頻率與深度，讓自己吸到尼古丁的量剛剛好。遺憾的是，煙吸法是有危險的，因爲菸煙裡有許多有毒的化學物質。除了菸草本身含有的化學物質，燃燒過程中還會產生很毒的致癌物質。此外，菸煙裡還帶有不少一氧化碳（燃燒不完全的產物），會妨礙血紅素，讓它攜氧量減少。不少專家認爲，這正是懷孕婦女吸菸常導致胎兒體重偏低的主要原因之一，因爲胚胎經常處於缺氧狀態。

吸菸對肺的影響更嚴重。短期後果包括罹患支氣管炎和其他阻塞性肺疾病的風險提高，長期後果則是心血管疾病和肺癌的風險增加。發現吸菸會導致肺癌是二十世紀醫學研究的重大成就之一。最早一批報告來自一九五〇年的英國和美國，之後陸續又有其他研究提出同樣令人憂心的結果：吸煙者不僅死於肺癌的機率增加，連死於其他二十三種死因的機率也會提高，包括常見的口腔癌、喉癌、胰臟癌、膀胱癌和阻塞性肺疾病（如氣喘和肺氣腫）等等。因此，吸菸是現代世界主要的可避免死因，這點再怎麼強調也不為過。死於吸菸的人口遠多於其他死因。全球每年約有六百萬人死於吸菸。發展中國家的吸菸人口直到二十世紀才有增長，但死亡數據很快就跟上了。近年來，中國吸菸人口大幅增加，自一九八〇年以來幾乎成長四倍。二十世紀初，吸菸開始成為已開發國家男性的普遍習慣，還有廣告宣傳吸菸的好處。直到三、四十年後，吸菸和肺癌有關的證據才開始浮現。拖了這麼久才發現這件事，實在令人匪夷所思。吸菸和肺癌的關係很複雜。英國一項涵蓋五萬多名全科醫師的縱向調查清楚顯示了其間關聯。肺癌風險增加主要和吸菸歷史長短有關，而不是每天吸多少根菸。因此，雖然每天吸三根菸確實會讓罹癌風險增加將近三倍，但吸菸三十年比起吸菸十五年，罹患肺癌的風險可不只提高兩倍，而是二十倍。吸菸四十五年的罹癌風險更是比吸菸十五年高出一百倍。

證據明白顯示吸菸會危害健康，使得吸菸行為終於出現大幅轉變。歐美訂定法律，禁止在公共場所吸菸，連酒吧和餐廳也不例外。愛爾蘭酒吧禁菸簡直不可思議，但這件事確實發生了。吸菸人口急遽下滑，想戒菸的人口開始增加。

嘗試戒菸者會出現明顯的心理戒斷症狀，包括容易激動、緊張、發怒和嗜尼古丁。戒菸最成功的療法是藉由咀嚼口香糖、貼片或鼻噴劑滿足戒菸者對尼古丁的渴望。北歐國家有一種熱門產品，名叫「口含菸」（snus），將菸草裝在小袋裡供消費者品嚐，只是有些人主張這樣做會提高口腔癌的風險。含尼古丁不含菸草的「電子菸」則是另一股新風潮。口含菸或電子菸是不是安全戒菸的好方法目前還不足以判斷，但即使有這些輔助手段，還是有約八成的嘗試戒菸者六個月內會重拾菸癮；少了尼古丁治療，數字更高達九成。有些人認爲，吸菸者每天平均會吸十五到二十根菸，是因爲他們需要靠持續吸菸以防止出現抗藥性和戒斷症狀。尼古丁顯然是會讓人成癮的藥物。

咖啡因

咖啡因是茶、咖啡、可樂和其他軟性飲料裡的溫和興奮劑，也是全球最多人最常攝取的藥物之一。咖啡僅次於石油，是全球第二大交易商品，參與製造和銷售咖啡的人口超過一千萬人。據估計，全球每人每天的咖啡因攝取量約爲七十毫克，相當於每人每天一杯咖啡。一杯茶的咖啡因含量約爲咖啡的一半，一杯可樂的咖啡因含量則約爲五十毫克。市面上還有許多種含有大量咖啡因的成藥與「能量」飲料，宣稱能「解除疲勞，提神醒腦」。有證據顯示，年輕人可能誤用這類咖啡因飲料來解酒，或學生可能會用它來幫助複習課業或提升考試表現。

許多人體研究都證實，咖啡因確實能提神醒腦、減輕疲勞，讓需要長時間專注力的簡單任務表現更好，而且對那些因爲疲憊而表現變差的受試者最有效。大多數人似乎都很懂得控制自己的咖啡因攝取量，以獲得最好的提神效果：需要專注時攝取最多咖啡因，之後則避免攝取，以防影響睡眠，只是有些咖啡因攝取者可能會有失眠的困擾。

咖啡因是人腦內化學傳訊分子腺苷（adenosine）受體的拮抗劑，而腺苷受體則是其他化學傳訊分子的調節器。因此，咖啡因的興奮效果可能來自它阻斷了腺苷的煞車效果，使得更多乙醯膽鹼和多巴胺分泌，這兩種物質都對大腦功

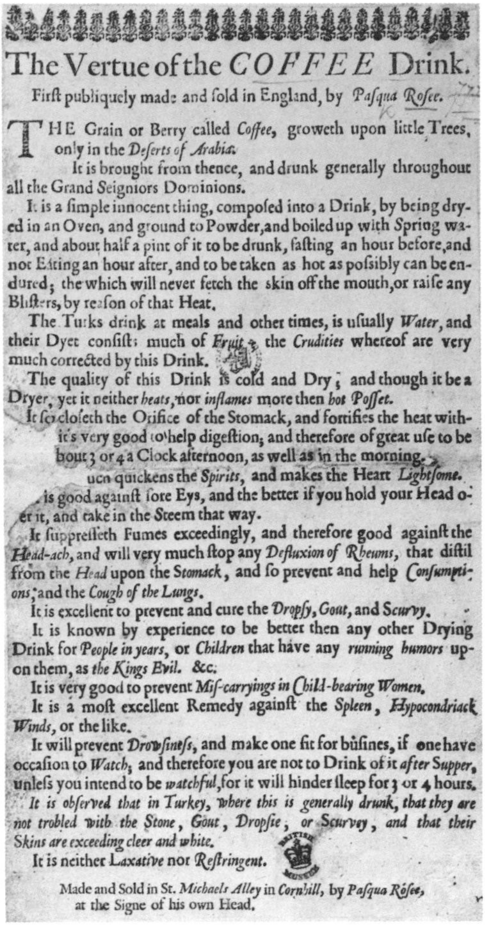
The Vertue of the *COFFEE* Drink.

First publiquely made and sold in England, by *Pasqua Rosee.*

THE Grain or Berry called *Coffee*, groweth upon little Trees, only in the *Deserts of Arabia.*

It is brought from thence, and drunk generally throughout all the Grand Seigniors Dominions.

It is a simple innocent thing, composed into a Drink, by being dryed in an Oven, and ground to Powder, and boiled up with Spring water, and about half a pint of it to be drunk, fasting an hour before, and not Eating an hour after, and to be taken as hot as possibly can be endured; the which will never fetch the skin off the mouth, or raise any Blisters, by reason of that Heat.

The Turks drink at meals and other times, is usually *Water*, and their Dyet consists much of *Fruit*, the *Crudities* whereof are very much corrected by this Drink.

The quality of this Drink is cold and Dry; and though it be a Dryer, yet it neither *heats*, nor *inflames* more then *hot Posset.*

It so closeth the Orifice of the Stomack, and fortifies the heat with-it's very good to help digestion; and therefore of great use to be bout 3 or 4 a Clock afternoon, as well as in the morning.

uen quickens the *Spirits*, and makes the Heart *Lightsome.*

is good against sore Eys, and the better if you hold your Head o-er it, and take in the Steem that way.

It suppresseth Fumes exceedingly, and therefore good against the *Head-ach*, and will very much stop any *Defluxion of Rheums*, that distil from the *Head* upon the *Stomack*, and so prevent and help *Consumptions*; and the *Cough of the Lungs.*

It is excellent to prevent and cure the *Dropsy, Gout*, and *Scurvy.*

It is known by experience to be better then any other Drying Drink for *People in years*, or *Children* that have any *running humors* upon them, as *the Kings Evil.* &c.

It is very good to prevent *Mis-carryings in Child-bearing Women.*

It is a most excellent Remedy against the *Spleen, Hypocondriack Winds*, or the like.

It will prevent *Drowsiness*, and make one fit for busines, if one have occasion to *Watch*; and therefore you are not to Drink of it *after Supper*, unless you intend to be *watchful*, for it will hinder sleep for 3 or 4 hours.

It is observed that in Turkey, where this is generally drunk, that they are not trobled with the Stone, Gout, Dropsie, or Scurvey, and that their Skins are exceeding cleer and white.

It is neither Laxative nor *Restringent.*

Made and Sold in St. *Michaels Alley* in *Cornhill*, by *Pasqua Rosee*, at the Signe of his own Head.

圖4｜現存最早的咖啡廣告（1660年）。

能有刺激作用。

儘管咖啡因狀似有益，但有證據顯示，長期攝取可能會導致輕微成癮。經常攝取者一旦停止攝取咖啡因，經常變得較容易疲憊、劇烈頭痛，簡單心智活動表現變差。有一派觀點甚至認爲，許多人之所以在白天不斷喝咖啡、茶或其他咖啡因飲料，不是爲了提神醒腦，而是爲了避免不舒服的戒斷症狀，某個程度就像吸菸者繼續抽菸一樣。由於咖啡因攝取者極多，而且相對不受規限，科學界竟然沒有太多人研究咖啡因成癮現象有多普遍，以及它是不是已經造成嚴重的公衛問題，這點實在令人費解。

大麻

大麻（Cannabis，美國稱作 marijuana）是最多人使用的非法娛樂用藥物。雖然大麻在亞洲和中東作爲醫療和娛樂用藥物已經有數千年歷史，但在西方國家直到一九六〇和七〇年代才成爲常見的娛樂用藥物。在大多數西方國家的十五到五十歲人口中，有多達三分之一的人承認至少嘗試過一次大麻，百分之十到十五表示自己經常吸食。然而，所謂的「經常吸食」範圍很廣，從每天吸食到一個月或更久吸食一次都算在內。

「大麻」一詞是指乾燥的苴葉或苴的花首。一九七〇年代，任職耶路撒冷希伯來大學的麥查蘭和研究夥伴，證明了大麻裡的主要精神影響物質是一種名爲四氫大麻酚（THC）的化合物。乾燥大麻裡，四氫大麻酚的重量占百分之三到四，但現代室內集約種植的大麻，可能含有高達百分之十到十五的四氫大麻酚。這種俗稱「臭鼬」的強效大麻，是英國街頭的主流，產自境內非法的「大麻農場」。大麻最常見的攝取法是捲成大麻菸捲或用菸斗吸食。正如煙吸法是一種非常有效攝取尼古丁的方法，煙吸法也能讓大麻裡的四氫大麻酚迅速進入大腦。吸食者只要調整吸吐方式，就能精確控制四氫大麻酚的攝取量。口服法也能攝取四氫大麻酚，但比較不可靠，吸收速度較慢（至少要三、四個小時在血液裡的濃度才會達到最高），而且無法控制是否攝取過量或不足。

大麻的強烈陶醉感和酒精引起的感覺差不多：吸食者會擺脫焦慮，常常失控大笑或呵呵笑個不停。不同的是，大麻會扭曲吸食者的時間感，讓一分鐘感覺很久，吸食量大還會產生幻覺或胡思亂想，說話開始顛三倒四，而且會突然胃口大開，尤其想吃甜食，之後則可能感到疲憊和想睡。

我們對大麻作用機制的了解的重大突破，就是發現腦內有一種受體蛋白能辨識四氫大麻酚。但我們的腦神經細胞怎麼會有這種受體，能辨識一種只存在於大麻的化學物質呢？答案是大腦本身就含有類似四氫大麻酚的化學傳訊分子，也會釋放這些分子活化受體。這些類大麻的化學物質都是類脂肪分子，其中最早為人所知的是大麻素（anandamide）。這個英文名字來自梵文「阿南達」，意思是喜悅。後來，科學家又發現了其他幾種內源性大麻素（endocannabinoid），大大影響了學者對四氫大麻酚和其他大麻素藥物的看法。他們原本只是想找出這種萃取自植物的精神藥物在大腦內的作用機制，結果卻發現之前未知的腦內會自然發生的化學傳訊系統。儘管這套系統正規的生理功能還不清楚，不過有強烈線索顯示它對調節痛感有著很重要的作用。

大麻對大腦疼痛機制的作用可能是它被當作醫療用藥物的原因。有一種取得醫療許可的大麻萃取物（沙提威），臨床試驗證實它對治療多發性硬化症引起的疼痛與痙攣很有幫助。但歐美有成千上萬的患者更喜歡使用天然大麻，其中不少歐洲患者甚至爲此甘冒犯法被捕遭到嚴懲的風險。美國目前有二十三個州允許設立「大麻藥房」，只要有醫師處方箋就能取得大麻；加拿大也一樣。最常表示大麻有效的，主要是愛滋病、多發性硬化症、痙攣和某些慢性疼痛的患者。愛滋病患使用後表示，大麻能提振食欲，減少或抵銷體重減輕。這項發現也和藥用四氫大麻酚（屈大麻酚〔Marinol〕）的臨床試驗數據吻合。

美國政府對大麻的態度自一九三〇年代出現了重大轉變。幾座主要城市的報紙陸續刊出有關這種新的「殺人藥」的恐怖報導，而社會對大麻的警覺，讓國會毫無懸念地在一九三七年通過了《大麻稅法》，基本上斬斷了大麻的醫療用途，視之爲危險的毒品，後來更在國際條約裡將大麻歸類爲一級毒品，也就是無醫療用途的危險毒品。雖然探討藥用大麻危險的文獻極多，但結論往往模糊不清，缺乏一般科學該有的客觀性。不過，我們還是可以從爭議中得出一些見解。

急性大麻中毒的吸食者，顯然無法進行任何需要智能的工作，也不應該開車、駕駛飛機或操作複雜的機器。但大麻和酒精不同，基本上沒有人因過量吸食大麻而死，也沒有證據顯示大麻會誘發攻擊或犯罪行爲。不過，過量吸食大麻可能引發精神病，特別是妄想症。

長期使用大麻的人，較高等的大腦功能會出現細微缺陷；用科學術語來說，就是「大腦執行能力」障礙：不大能記住最近發生的事，並以之規畫未來的行動。一般認爲，這些行爲和大腦前額葉有關，而那裡的大麻素受體特別多。有些人擔心，就算停止使用大麻，這些認知缺陷仍不會消失，也就是大麻可能對腦部造成永久傷害。不過，這項擔憂似乎缺乏根據。幾乎所有相關研究都顯示，大麻引發的認知缺陷是完全或大部分可逆的。

吸食大麻確實可能產生長期健康傷害，但危險來自吸食行爲本身。比較大麻和菸的煙霧會發現，兩者都含有類似的有毒化學物質，而且大麻吸食者肺部累積的焦油是吸菸者的四到五倍。和吸菸一樣，吸食大麻可能會引發刺激性咳嗽，並出現支氣管炎的徵狀。目前尚未有證據顯示吸食大麻和肺癌有關，但呼吸系統癌症往往需要很久才會顯現。

大麻是強效精神藥物，有些經常吸食者會對它產生依賴。雖然大麻成癮性不強，卻可能嚴重左右經常吸食者的生活，妨礙他們正常工作與社交。

歐洲曾經出現激辯，青少年使用大麻是否會導致精神疾病，包括後來出現思覺失調。雖然研究顯示，早期吸食大麻和後來出現思覺失調確實明顯相關，但我們永遠無法證實兩者存在因果關係。

有些國家認爲大麻造成的傷害相對輕微，應該和酒精或尼古丁一樣合法化，再加以管控即可。大麻在荷蘭已經合法化了四十多年，美國最近也有五個州（科羅拉多、華盛頓、華盛頓哥倫比亞特區、奧勒岡和阿拉斯加）合法化大麻。此外，大麻在西班牙、捷克、葡萄牙和義大利都已經「除罪化」。儘管現在判斷美國五州合法化大麻的好壞還太早，但所有人都在密切注意接下來的發展。[1]

二十一世紀初，西方國家對大麻的爭論進入了很有意思的階段。我們很快就必須決定是否重新讓大麻成爲醫療用藥物，是否不得不接受娛樂用大麻已經成爲西方文化的一部分。目前政府依然認爲大麻的危險程度不下於古柯鹼和海洛因，但這與我們所知不同，我們所知的是大麻造成的傷害其實相對輕微。美國輿論對大麻的看法正在改變。《紐約時報》二〇一四年七月一連發表六篇社論就是最好的例子。文中探討了禁用大麻的社會成本、種族歧視史及資源浪費，呼籲讓大麻合法化。美國最有聲望的報紙決定支持大麻合法化，顯示輿論意識到支持合法化的證據充分，開始期待藥物政策大幅改變，不再墨守成規。

安非他命、麥角二乙胺、快樂丸

安非他命是最早的人造娛樂用藥物之一，一八八七年首次合成，但直到一九二〇年代才進行人體試驗。起先是以鼻塞噴劑（苯齊巨林〔Benzedrine〕）爲名

1 編註：本書（英文版）出版時間爲二〇一六年，截至中文版出版，目前美國已有二十四州開放娛樂大麻合法，最新加入的一州爲俄亥俄州。

銷售，另外也用於治療氣喘和控制體重，因爲它能抑制食欲。但由於安非他命是強效興奮劑，使用者常出現失眠的副作用，以致在醫療上用途有限。正是這項作用，讓第二次世界大戰的美軍開始將它用在醫療之外的場合，協助執行長途任務的飛行員和士兵提神醒腦。二戰結束時，美國軍方向日本傾倒投放大量剩餘的安非他命和更強效的衍生藥物甲基安非他命（安公子），造成史上第一次大規模的藥物濫用，一九五〇年代初有高達一百萬日本人成爲安公子的使用者。後果很快便顯現出來：許多重度使用者出現癲狂行爲（安非他命精神症），非常類似突發性思覺失調症。幸好只要停止用藥，癲狂行爲通常就會消失。

這對科學家來說是很重要的觀察：安非他命在大腦內以使用傳訊分子多巴胺的神經細胞爲標靶，刺激大腦以反常的高速釋放多巴胺。之前提過，帕金森氏症患者攝取過多的左旋多巴也會出現精神症狀，理由同樣是多巴胺過量。安非他命成癮者出現精神症狀，讓科學家得以確定多巴胺是理解思覺失調症的關鍵，所有效果良好的抗思覺失調藥物其實都是多巴胺阻斷劑（見第三章）。

安非他命、甲基安非他命和其他類安非他命興奮劑經常被用作娛樂用藥物，全球愛用者將近三千萬人，是僅次於大麻、使用人口第二多的藥物。這類藥物有一種變體是不含甲基安非他命的鹼基（「冰毒」），可以煙吸。和其他許多精神科藥物一樣，煙吸能讓安非他命幾乎瞬間進入腦部，令使用者格外愉悅。甲基安非他命使用者還經常使用注射法。這種方式雖然也能帶來瞬間的滿足感，卻可能導致重度妄想和極不舒服的效後反應。

諷刺的是，安非他命和類安非他命藥物派醋甲酯（利他能）對治療「注意力不足過動症」（ADHD）的孩童很有效。這些過動兒由於無法長時間專注，在學校很辛苦，學業成績通常不好。安非他命和派醋甲酯可以改善他們的專注力和學習力。這類藥物對某些小孩顯然很有用，只是目前關於醫師是否浮濫開藥仍然爭論不休。據說每十名美國孩童就有一名患有一定程度的注意力不足過動症。另外一個棘手的問題是，孩童成年後是否應該以及何時停用這些興奮劑。醫學界目前認定成年人也會罹患注意力不足過動症。安非他命和甲基安非他命製作相對容易，只要掌握基本化學知識和正確原料，就可以在自家車庫或廚房製作這類藥物。美國一九九〇年代也確實出現了大量的甲基安非他命工房，導致政府禁用感冒藥僞麻黃鹼（pseudoephedrine），因爲它是合成甲基安非他命的關鍵成分。安非他命的衍生藥物也很容易製造，目前做過人體試驗的衍生藥物就有數百種，尤其是美國化學家舒爾金夫婦，他們合成了上百種類安非他命物質，並親身試驗。其中一種類安非他命物質是甲基安非他命的衍生藥物，亞甲基雙氧甲基安非他命（methylene-dioxy-methamphetamine），俗稱快樂丸。一九九〇年代西方捲起銳舞（rave dance）風潮，正巧遇上快樂丸大行其道。快樂丸既有安非他命提神醒腦的興奮效果，又能讓人飄飄欲仙，產生輕微幻覺，這可能是因爲它在腦內除了能刺激多巴胺分泌，還能促進血清素釋放的緣故。快樂丸直到一九八〇年代中都不難取得，之後大西洋兩岸同時明令禁止。快樂丸被禁後，市面上開始出現一些名爲「合法興奮劑」（legal high）的合成安非他命，因爲不受法律限制而廣爲流行。例如，4－甲基甲基卡西酮（mephedrone）這種構造簡單的類甲基安非他命物質，就在二〇〇九至二〇一〇年迅速風行歐洲，隨後遭到查禁。緊接而來的，是中國製造的精神科藥物開始大舉入侵。這些藥物效果類似安非他命、快樂丸、麥角二乙胺、鴉片或大麻，卻符合法律規定。近年來這類合成藥物迅速打進歐美，平均每週兩種，管控非常困難。快樂丸雖然違法，但在西歐和美國依然大受歡迎。只是這類藥物不無危險：每年都有新聞報導青少年不幸死於吸食快樂丸，只是比起使用者數量，致死比例並不高。英國二〇一五年通過了「精神物質法案」，明定所有未受管制的精神藥物都屬非法。

快樂丸的化學組成明顯類似安非他命，但也和迷幻物質麥司卡林相近。麥司卡林是麥司卡林仙人掌裡的活性成分，墨西哥印地安人數百年來經常用於宗教儀式。它是西方人最早發現的致幻劑之一。《美麗新世界》作者赫胥黎曾經精彩描述了他的使用經驗（見ＢＯＸ５）。

如今，麥司卡林已經失寵，但更強效的迷幻藥d－麥角二乙胺依然很流行（見第一章）。麥角二乙胺和快樂丸一樣，也和銳舞文化脫不了關係。它會和大腦內特定的血清素受體劇烈反應，引發強烈的幻覺與聽視覺扭曲。由於威力太強，人體能承受的劑量只有四分之一毫克。使用者通常會將一滴麥角二乙胺滴在吸墨紙上，乾燥後吞入口中。幾乎沒有證據顯示長期使用麥角二乙胺會形成藥物依賴，但可能有不良反應。吸食麥角二乙胺不一定永遠令人愉悅，要是「走錯路」(bad trip)反而很不舒服，會讓人心生恐懼。赫胥黎使用麥角二乙胺就曾經「走錯路」，並在一九五六年出版的《天堂與地獄》描述了這段幻覺破滅的經歷。

BOX5　赫胥黎的麥司卡林體驗

我11點服用了藥丸。一個半小時後，我坐在書房盯著一只小玻璃花瓶看。花瓶裡只有三朵花：第一朵是盛開的「葡萄牙美女」(Belle of Portugal)玫瑰，顏色如粉紅貝殼，每片花瓣底部都透著一點更濃的火焰般的色澤；第二朵是混合了紫紅與奶油色的大康乃馨；第三朵是肆意綻放的鳶尾花，狀如紋章，斷裂的花莖末梢呈淡紫色。那天清晨吃早餐的時候，我曾被它顏色的鮮活衝突所打動，但現在完全不是這麼回事。我眼裡見到的不是三朵花不尋常地擺在一起，而是和亞當被造那天一樣，眼前每時每刻盡是赤裸裸顯現的奇蹟……三朵花閃耀著內在之光，充滿了意義，在沉沉的意義下顫抖……我繼續望著那三朵花。在它們生動的光芒裡，我似乎察覺到某種性質近乎呼吸的東西，但這個呼吸沒有回歸到起點，也不會一再消退，而是不斷從美湧向更美，從意義深刻湧向更深刻。我心裡不禁浮現了恩典(Grace)與主顯聖容(Transfiguration)的字眼。

（赫胥黎，《感官之旅》，1953年）

海洛因與古柯鹼

雖然「硬性」和「軟性」娛樂用藥物的劃分仍有爭議，但幾乎沒有人會質疑，海洛因和古柯鹼屬於硬性藥物。不過，西方對這類藥物的態度，幾百年來有過幾次轉變。我們之前提過，鴉片於十九世紀取得容易，並同時用作醫療用和娛樂用藥物。直到十九世紀末期意識到成癮問題，鴉片使用才開始受到限制。一八九〇年代，古柯鹼也曾經風行一時。當時人類首次從古柯葉裡分離出這種純化合物，除了調製成方便取得的補藥「古柯酒」之外，也是可口可樂的原始成分，直到後來發現古柯鹼有危險才停止使用。吸入式古柯鹼粉末問世後，古柯鹼再度風行於社會各階層，大眾市場可以買到廉價劣質品（純度百分之十至二十），同時有錢人則能享用到品質更好、價格更貴的產品（純度百分之七十至八十）（英國藥物濫用顧問委員會，二〇一五年）。

海洛因

從罌粟萃取出的強效天然藥物嗎啡作爲醫療之用，已經有數百年之久。海洛因是嗎啡的合成衍生物。它比嗎啡效力更強，從血液進入腦部的速度更快。再加上一般都用注射法施打，使得海洛因很快成爲娛樂用藥物的首選。海洛因使用者形容，用藥後會有強烈的滿足「湧上」心頭，讓人很「嗨」很愉快。由於這種「嗨」感，使得海洛因很容易養成藥物依賴與身體成癮。戒除海洛因非常痛苦，甚至可能致命，經常伴隨腹瀉、胃痙攣、頭痛、噁心嘔吐，有時還會抽搐。除了這些症狀，戒除者還會很渴望再次用藥。海洛因成癮非常可怕：除了藥物本身的危害，使用者還可能死於用藥過量，因爲街頭上取得的海洛因強度與品質不一，劑量過高時會抑制呼吸；而且注射法還可能傳染肝炎與愛滋病，因爲成癮者經常共用針頭。此外，成癮者經常會產生抗藥性，需要愈來愈多的劑量才能滿足。

海洛因和嗎啡一樣，會對腦內特定的「類鴉片」受體起作用。如同大麻受體，這些受體並不是爲了辨別嗎啡或海洛因，而是爲了辨別大腦內的傳訊分子腦內啡而存在（見第三章）。人腦內有數種腦內啡，並至少有三種類鴉片受體，但似乎唯有μ型類鴉片受體（MOR）跟嗎啡與海洛因的鎮痛和愉悅效果有關。透過基因工程去除掉μ型類鴉片受體的小鼠，就不會尋求海洛因，海洛因對牠們也沒有緩解疼痛的效果。

不幸的是，海洛因使用量不斷攀升，歐美市中心的貧民區尤其如此。這些藥物都是由在亞洲和南美以經濟作物為名種植罌粟、提煉鴉片，組織嚴密的國際犯罪集團所提供。目前除了注射法，也有人用煙吸的方式吸食純海洛因，俗稱「追龍」（chasing the dragon）。煙吸法同樣能讓海洛因迅速有效接觸到腦內受體，而且至少能避免針頭不潔的風險。

治療海洛因成癮通常會給成癮者服用類鴉片替代物，也就是美沙冬（methadone）。美沙冬以口服為主，吸收緩慢，效果持久。它不像海洛因會帶來「嗨」感，但能抑制成癮者對海洛因的渴望。雖然美沙冬診所成效不錯，卻很難說服成癮者停用海洛因，因為我們的社會仍然視成癮者為需要懲戒的罪犯，而非需要治療的可憐人。臨床試驗證實，類鴉片受體拮抗劑納曲酮能抑制海洛因的愉悅效果，對防止藥癮復發有一定作用。還有一種類鴉片拮抗劑納洛酮（naloxone）也是重要的「救命」藥：它能反轉海洛因吸食過量造成的生命威脅，目前許多救護技術員和成癮者的家人朋友都能取得（英國藥物濫用顧問委員會，二〇一三年）。針頭交換中心（needle exchange center）[2]能減輕注射法的危害。海洛因使用過量是最常見的吸毒死因——愉悅的迷幻感和呼吸抑制的劑量差別只有一線之隔，經驗再老到的成癮者也可能誤判。

古柯鹼

古柯鹼和嗎啡一樣，也是植物製品，萃取自盛產於南美洲安地斯山脈的古柯葉。古柯鹼作爲娛樂用藥物的需求量大增，讓不少南美和拉美國家出現獲利驚人的非法出口生意，甚至摧毀了哥倫比亞的社會結構與法治秩序。

古柯鹼通常以吸食法攝取，將白色粉狀的硫酸古柯鹼（cocaine sulphate）吸入鼻腔，讓藥物迅速進入血液。現在還有一種做法，就是以煙吸或注射的方式攝取古柯鹼鹽基（「快克古柯鹼」〔crack cocaine〕），讓使用者更快感受到更強烈的「嗨」感。經歷過那種感覺的人形容，沒有其他藥物能帶來同樣強的愉悅感。動物似乎也同意這一點（牠們很快就學會自己給藥），只要劑量無限，牠們就會不斷自己給藥，直到其他所有事（進食、飲水、性行爲）都做不了爲止。快克古柯鹼是成癮藥物之王。據估計，嘗試過的人有百分之十到十五會變成經常吸食者。古柯鹼成癮感覺很悲慘：嗨感過去之後，常常是重度憂鬱，並不停渴望再來一劑好去除沮喪。成癮者可能什麼事也不想做，只想吸食更多古柯鹼，甚至爲此偸竊或殺人。一九九〇年代，許多國家的古柯鹼使用量增加了一到兩倍，自此再也沒有下降過。不過，仔細分析會發現，古柯鹼使用量增加幾乎完全是粉狀古柯鹼的緣故。英國粉狀古柯鹼市場分上下兩級，下級便宜、純度低（百分之十到二十古柯鹼外加「塡充物」），上級昂貴、純度高（古柯鹼占百分之八十至九十）。粉狀古柯鹼使用者通常吸食頻率較低、較不容易成癮（英國藥物濫用顧問委員會，二〇一四年）。

2 譯註：類似毒品危害防治中心，提供成癮者舊針換新針。

古柯鹼進入大腦後，會刺激血清素、正腎上腺素和多巴胺釋放，因爲它能抑制負責吸收這些化學傳訊分子的轉運蛋白。這個藥理機制能產生綜合興奮劑的效果，既有安非他命的激發作用，又有百憂解振奮情緒的功效。

藥物與法律

事實證明，藉由立法來規範娛樂用藥物的取得往往讓人抓不到標準。雖然多數人都同意有潛在危險的藥物需要限制，尤其對青少年，但爲何某些藥物（如酒精）只受到限制，某些藥物卻完全禁止，其道理何在實在令人費解。有些人認爲吸食娛樂用藥物是「沒有受害者的犯罪」，畢竟除了使用者本身，又有誰受到傷害？不過，酒駕對其他人的傷害顯而易見，再加上服用精神科藥物而肇事的駕駛愈來愈多，使得英國開始針對使用娛樂用藥物進行路檢。

大多數西方國家都接受國際刑法典對娛樂用禁藥的規定。這套法典是由聯合國一九六〇至七〇年代擬定的一系列公約演變而來。大多數國家都在聯合國這個框架下對禁藥再做分類。例如，英國一九七一年通過《藥物濫用條例》，將藥物分成A、B、C三級，罰則從重到輕。這三級涵蓋的藥物分別是：

A：古柯鹼、快樂丸、麥角二乙胺、嗎啡、海洛因、鴉片

B：安非他命、巴比妥酸鹽類、大麻、甲基安非他命、可待因

C：同化類固醇、苯二氮平類、匹嗎啉（pemoline）、甲基苯乙基胺（phentermine）、嗎吲哚（mazindol）、二乙胺苯酮（diethylpropion）

問題是，儘管大西洋兩岸都大力「向毒品宣戰」，這場戰爭卻始終沒有打贏。藥物濫用甚至不減反增，使用者的需求似乎永無止境，使得地下市場異常活絡。眼前並沒有輕鬆解決問題的方法。美國每年有超過五十萬人因大麻相關案件被捕，英國則約有七萬人，占毒品相關案件一半以上。警方的時間與資源應該擺在真正危險的藥物上，例如古柯鹼與海洛因，不是嗎？年輕人只要發現法律不公平，就不會尊重法律。荷蘭嘗試讓「咖啡店」合法販售少量大麻，社

會並沒有因此瓦解，大麻用量也沒有高出其他西方國家。荷蘭人表示，他們成功將大麻的來源和其他更危險藥物的來源切割開來，海洛因和其他「硬性藥物」的問題也比過去有所改善。政治人物遲早必須學會更尊重科學與醫療證據。關於藥物的爭論，有太多出於了解不足或妖魔化。

社會對娛樂用藥物的態度確實會改變。純古柯鹼一開始被發現時，是健康產品裡常見的成分，現在不是了。嗎啡與鴉片原本是十九世紀基本的醫療用藥物，現在卻被視爲相當危險。吸菸曾被認爲有益健康，現在則是禁忌。大西洋兩岸對大麻的態度也有所軟化，開始推行合法化或除罪化。

第五章　開發新藥

發現、開發和銷售新處方藥已經成爲全球主流產業。這些藥廠將重心擺在美國、西歐與日本（現在中國和印度市場也迅速成長），是許多國家經濟發展的重要角色，其中幾家藥廠甚至和其他產業相比也是規模最大、最有錢的的企業，僱用了數萬名員工，全球年營收近一兆美元。成功開發、銷售新藥可能獲利豐厚；「暢銷藥」（blockbuster）年銷售額往往超過十億美元，而且淨利率很高。

不過，獲利總是短暫的，因爲永遠會有競爭對手開發出類似藥物，而且不惜砍價。藥廠非常仰賴專利保護自家產品，讓競爭對手無法立即推出同款藥物。不過，競爭對手可以銷售原始專利範圍外的類似產品，而且專利是有期限的，二十年專利保障扣掉新藥上市前漫長的研發時間往往所剩無幾。專利過期後，其他藥廠都能複製原廠藥，以「學名藥」的形式販售。這也使得製藥產業出現專門生產銷售學名藥的次級藥廠。這些藥廠不需要花大錢進行研發，所以產品價格可以比原廠藥低上許多。由於新藥的商業壽命有限，大型藥廠必須不斷尋找下一代藥物，最好是新的暢銷藥。而如何做到這一點，已經變成一項極爲複雜、技術條件極高的過程（見圖5）。

開發新藥

所有藥物都是針對特定

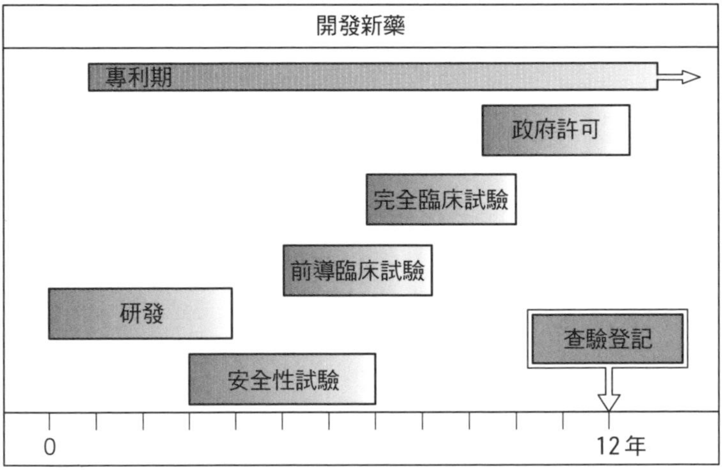

圖5｜開發新藥必須經過數個非常耗時的階段。新藥從實驗室到醫師手上，可能需要十年之久。

受體起作用（見第二章）。大多數開發新藥的藥廠都想找到新的受體標靶，替某種疾病找到新的治療方式。隨著我們對人類基因的理解更完整，新標靶的範圍也大幅擴展。人類擁有三到四萬個基因，每個基因都記載了製造蛋白質的資訊。當然，並不是所有蛋白質都適合當成標靶，但還是提供了許多新選擇。二十世紀大多數藥物都是以當時已知的某個細胞膜表面受體蛋白或離子通道為標靶。我們目前所知道的潛在藥物標靶有兩千個左右。此外，有些藥物是以酶為標靶，通常作用為抑制劑。例如蛋白激酶是磷酸化的蛋白質，擁有數百個亞種，其中許多對細胞分裂非常重要。實驗證明，激酶抑制劑的成長抑制劑對治療癌症很有用（見表2）。藥廠的難題是如何在這麼多的可能標靶中，找出最可能成為有效新療法、值得投資的標靶。不論如何，科學家總是能根據對疾病的新認識找到新標靶，提供新的治療方法。

選定標靶後，就能挑選人類細胞表面受體、離子通道、轉運蛋白和酶（例如激酶或細胞色素P450家族），用多種候選新藥進行試驗。過去合成新藥進行篩選費時又費力。每種新藥都須由專業化學家個別合成，而每位化學家每週只能合成一到兩種新化合物。但從一九九〇年代開始，情況便大幅改善，因爲新崛起的機器人化學（robot chemistry）可以將數種化學成分以不同排列方式合成新藥分子。憑藉這種「組合化學」技術，每位化學家每週都能合成數千種新化合物。於是，合成公司應運而生，提供數十萬，甚至數百萬種新化學物質給藥廠選擇合適的篩選對象。加上新的「高通量」（high throughput）篩選技術同時問世，使得大量篩選新化合物成爲可能。有了可以進行大量試驗的機器人實驗室和儲存巨量試驗數據的電腦，藥廠現在每個月可以針對單一或多個標靶試驗一百萬種新化合物。這種大規模篩選會找出對標靶受體有作用的「先導」（lead）化合物。科學家檢視這些先導化合物共有的化學特徵，就能做出修正與改進，合成出對標靶受體作用更強的候選藥物。

大規模篩選包含在試管或細胞培養系統裡對人體標靶受體進行簡單試驗，接著在較爲複雜的生物系統裡試驗最佳候選藥物，通常是實驗動物的離體器官或組織，或以表現人體標靶受體的細胞株進行體外藥理試驗。從中篩選出的決選藥物再以動物進行活體試驗。有時這是檢驗候選藥物有效性的唯一方法：例如評估藥物對動物行爲的效力，以找出新的抗憂鬱或抗思覺失調藥物。

單株抗體

一百多年前，埃爾利希提出「神奇子彈」的概念，主張我們可以製造出鎖定致病微生物的化合物。單株抗體是最接近這個概念的產物。這類相對新穎的藥物對我們治療之前的不治之症產生了很大的影響。

微生物接觸到抗原後，人體免疫系統就會產生數千種抗體回應。但要成爲藥物，就必須分離出單一抗體。柯勒和米爾斯坦最先發現分離的程序。他們將抗原注射到小鼠體內，再從脾臟分離出抗體形成細胞。這些細胞不會分裂，而是會和骨髓瘤癌細胞融合成「融合瘤」(hybridoma)，在組織培養皿裡分裂增生。在這些融合瘤中，哪個表現出的抗體對抗原親和力最高，就會被挑選出來，讓它無限生長與分裂，直到分泌出單株抗體。由於和（骨髓瘤）癌細胞株融合，因此融合瘤細胞不會死，可以從一變多，形成「單株抗體」藥物（見圖6）。

如今製造單株抗體不一定要從小鼠生成抗體，而是最常用一種名爲「噬菌體呈現」(phage display）的技術，生成許多種噬菌體，每種噬菌體（感染細菌的病毒）表現一種人類抗體。這些噬菌體庫（phage library）展示數千種抗體，不僅生成迅速，甚至只要花錢就能取得。讓噬菌體通過抗原附著的圓柱，和抗原親和力高的噬菌體就會留在圓柱上，隨後科學家就能將之分離、擴增，形成單株抗體。

由於單株抗體對醫療影響深遠，使得許多人投入研究，希望精益求精。在小鼠體內生成的抗體會被人體視爲「外來」蛋白質而遭到排斥，於是有人便想出了改進之道，用人類抗體片段取代部分小鼠抗體，將這些抗體「人類化」。另一種製造人類抗體的方法是用基因改造過的小鼠。這種小鼠會表現出人類抗體，而非鼠類抗體。還有一些改進做法則是讓抗體在人體內能存活更久。此外，科學家還將單株抗體與試劑結合，以增強單株抗體的毒性，例如和放射性物質或細胞毒素結合，讓單株抗體和癌細胞結合後，能摧毀癌細胞。

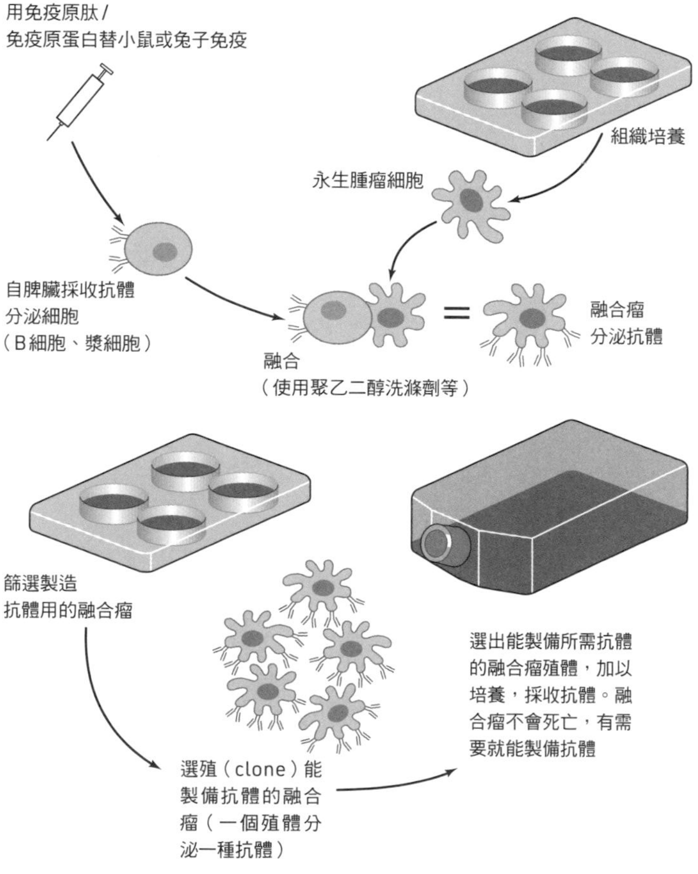
用免疫原肽/
免疫原蛋白替小鼠或兔子免疫
組織培養
永生腫瘤細胞
自脾臟採收抗體
分泌細胞
（B細胞、漿細胞）
融合
（使用聚乙二醇洗滌劑等）
=
融合瘤
分泌抗體
篩選製造
抗體用的融合瘤
選殖（clone）能
製備抗體的融合
瘤（一個殖體分
泌一種抗體）
選出能製備所需抗體
的融合瘤殖體，加以
培養，採收抗體。融
合瘤不會死亡，有需
要就能製備抗體

圖6｜開發單株抗體。

藥物開發

篩選過程一開始可能有數百種抗體或數千種化合物，從中選出一定數量的抗體或化合物進行動物試驗，再從中找出幾個值得開發的候選者。接下來，這些候選者必須逐一接受評估，看它們是否能成爲有效又安全的藥物。這時就要再做動物試驗，以了解口服法和注射法的吸收速度，以及藥效長短。一個候選化合物如果口服不好吸收，又找不到其他給藥方法，就會有問題。一個吸收快，但很快降解或排除的化合物也沒有吸引力，因爲這表示患者每天必須多次給藥。單株抗體以注射法給藥，只要適當「人類化」，往往能在循環系統存活幾天或幾週之久。

新藥要獲得許可，藥廠必須滿足政府部門的規範，證明新藥確實有它宣稱的藥效，而且不太可能對患者造成危害。僅憑動物試驗無法百分之百預測新藥的安全性，但至少能消除許多潛在的有毒物質。所有國家都要求，新藥必須經過廣泛的動物安全性試驗，包括讓動物接受不同劑量，其中至少有一個劑量必須遠高於預定的人類劑量。試驗必須每天給藥，最長爲期兩年；其間動物必須定期測量體重，抽血檢驗是否出現生化或血液異常。試驗最後階段，動物會被宰殺、取出器官，先用肉眼檢查並秤重，然後用顯微鏡檢查是否有不良變化，尤其是腫瘤或癌症的跡象。同樣的安全性試驗會找兩種不同的哺乳類動物重複進行，提高找出潛在毒性的機會。如果新藥會用於生育年齡的女性，就必須以懷孕動物進行試驗，以確認藥物對胚胎是否有任何可能的不良影響——沙利竇邁（thalidomide）事件就是促成這項規範的推手。

單株抗體的安全性試驗則是有個特別的問題，因爲抗體不是來自人體，就是經過「人類化」，施打在小鼠體內會引發免疫反應。爲了克服這個問題，單株抗體的安全性試驗有時會用人類以外的靈長類動物，但有些人始終強烈反對。另一種做法是找一小群自願參加的人類受試者，從非常低的劑量開始試驗。然而，這樣做有可能釀成災難。過去曾發生一個著名案例，某個抗免疫系統蛋白CD28的單株抗體導致受試者多重器官衰竭，免疫反應失控。使用表現出人類抗體的基因改造小鼠是比較安全的做法，不論腎臟、心臟或其他器官的安全性試驗都能放心進行。

候選化合物一旦通過動物安全性試驗，就能進行人體試驗。第一階段（Phase 1）臨床試驗會挑選一小群健康的自願受試者，在嚴密監測下用藥，以確認藥物不會引發任何意料之外、不舒服或危險的副作用。此外，監測受試者血液裡的藥物或抗體濃度，也可以提供藥物在人體內如何吸收、效力長短、分解產物為何之類的重要資訊。這些資訊將有助於決定下一階段臨床試驗的最佳劑量方案。第二階段（Phase 2）的試驗對象是患者，通常會挑選一小群人，以確認藥物是否確實有效，可以改善患者的症狀。若新藥是以之前不曾鎖定的人類受體為標靶，這個「概念驗證」階段就特別重要，因為新藥的作用不一定會符合科學家預期。

所有臨床試驗都必須考量「安慰劑」效應。患者都希望新藥可以幫助他們，而研究證明許多患者就算服用了不具藥效的安慰劑，病情也會明顯好轉。這種效應在中樞神經系統疾病患者身上特別顯著。新的抗憂鬱藥或止痛藥進行試驗時，總是會出現安慰劑效應。安慰劑效應的原理依然成謎，其強弱和治療過程的複雜程度有關。一次吞服多顆藥丸的安慰劑效應比一次吞服一顆藥丸強，但比不上靜脈注射，而靜脈注射又比不上假裝進行手術。和許多藥物一樣，安慰劑的效果也會隨著給藥次數增加而減弱。安慰劑效應似乎反映了人類心智控制身體的神奇能力，也可能是各種「替代療法」之所以會有效的眞正原因。但從藥物開發的角度來看，安慰劑效應卻會讓科學家難以評估新藥的臨床效果。爲了確認患者病情好轉是來自藥物本身，或只是安慰劑效應，我們必須拿藥物和安慰劑進行對照。通常的做法是進行所謂的隨機雙盲安慰劑對照試驗（randomized double-blind placebo-controlled trial）。患者隨機分配到服用藥物或服用安慰劑的組別，而且患者和給藥的醫師或護士都不曉得哪些患者拿到藥物，哪些拿到安慰劑——以避免任何暗示的可能性。試驗結束，答案才會揭曉，並針對結果進行分析。唯有藥物的效果統計上顯著好於安慰劑，試驗才算成功。試驗結果同樣可以告訴我們，藥物是否比安慰劑更容易引發不良副作用。例如，受試者經常抱怨頭痛或想吐，但這些症狀不一定跟藥物有關。若藥物確實會引起不良副作用就必須加以記錄，未來在給藥時向患者提醒與說明。

幸運的是，第二階段臨床試驗有好結果，就能進入第三階段（Phase 3）更大規模的試驗。受試者通常爲數百或數千人，來自不同的醫療機構，主要是醫學院或醫院。由於第三階段的試驗相當複雜，患者受試期間又長，因此往往需要幾年才會完成。每位受試者的狀況在每個階段都必須詳細記錄，並使用客觀方法測量病情變化，例如測量血壓或膽固醇的下降。不過，客觀測量有時無法實現，尤其是中樞神經系統疾病，這時就只能仰賴患者對自身情緒、疼痛感受的評估了。不少國家規定，新藥必須通過兩次第三階段臨床試驗才能取得上市許可。美國目前要求藥廠揭露所有的臨床試驗結果，以避免「摘櫻桃」（cherry-picking）現象，也就是報喜不報憂。

隨機臨床試驗已經成爲檢驗新藥的標準做法。這個二戰結束後才發展出來的概念，如今不只用在檢驗新藥，也用來檢驗社會、刑事和政治過程的有效性。

查驗登記與銷售

第三階段臨床試驗通過後，藥廠就能匯集所有資訊了，包括詳細描述新藥在臨床、動物安全性、實驗室階段的試驗結果，以及製造方法與品管措施。這些資訊過去通常會占用好幾大冊，如今都儲存在電腦裡，用網路寄給政府主管機關仔細審核與專家評估。主管機關一定會列問題給藥廠，通常是要求進行更多藥效或安全性試驗。這道手續完成後，主管機關可能會邀請專家開會，由他們詢問藥廠代表細節問題，然後投票建議主管機關是否要核准新藥申請。主管機關的審核過程往往長達數月，但有些疾病（例如愛滋病）可以加速審查。

新藥查驗登記後，藥廠就可以開始銷售，但推薦與廣告裡只能提及主管機關核可的藥效內容，其餘藥效都需要新的臨床試驗數據與政府核可才能宣傳。銷售開始後，就要進行「上市後監測」，醫師如果發現藥物不良反應，必須通報主管機關。這是爲了掌握新藥可能有的罕見副作用。就算臨床試驗有數千人參與，也不一定能發現十萬人中才有一人發生的罕見不良反應。這些罕見副作用可能很嚴重，甚至會致命，導致新藥必須匆匆下架，藥廠只能把淚水往肚子裡吞。新藥基本上是人體從未接觸過的化學分子或抗體，不可能事前就完全預測其安全性。

處方藥不是市面上唯一能買到的藥物。草藥無須證明藥效，因此更容易取得許可。可是草藥廠商也不得具體宣稱其療效，只能用更籠統的字眼描述。順勢療法藥物是個特例，因爲這些藥物在調製時通常會將活性成分大幅稀釋，淡到幾乎不含任何活性藥物分子，因此根本只是安慰劑。主管機關始終無法決定該如何處置順勢療法藥物，最後似乎認爲使用者不可能受到嚴重傷害，因此許可標準一直放得很寬鬆。儘管如此，接受順勢療法的患者可能會拒絕服用更有效的藥物；如果是癌症，這樣做有時可能會危及生命。

第六章 展望未來

改變對藥物的態度

隨著科學不斷進展，新藥問世速度愈來愈快，大眾對藥物的態度也開始轉變。醫師不再是患者唯一的求助對象。只要在網上搜尋，患者就能找到自己病症最有效的療法，以及處方藥的效力與副作用。還有些患者甚至會拿著這些資料到診所要醫師參考！藥物治療的知識隨手可得確實是好事，但患者也可能因此對藥物治療產生不理性的看法。例如，明明疫苗過去一百年來拯救了許多人的性命，現在美國和英國卻有不少人反對幼兒接種疫苗。這些人總能在網路上找到支持他們想法、反疫苗的網頁。即使科學研究清清楚楚證明了「疫苗會引發自閉症」是無稽之談，這個看法還是牢牢深植在大西洋兩岸許多民眾的心中。英美兩國有些地區的疫苗接種率甚至已經低於「群體免疫」的標準。

我們社會對娛樂用藥物的態度也正在改變。使用者質疑政府對藥物害處的說法，並開始建構新的論述。例如，英美政府雖然還是堅持大麻很危險，但大麻合法化運動已經開始取得了進展。

製藥產業

開發藥物的過程複雜又辛苦，必須耗費多年時間，集內部研發人員和許多領域專家之力才能完成。從最初篩選到最終產品問世，通常要花十年以上，成本也因為主管機關標準愈來愈嚴而不斷攀升。平均而言，實驗室找出一百個潛力化合物，只有十個有機會進到人體試驗階段，只有一個會成為核准上市的新藥。而且就算新藥上市，也只有不到一半能為藥廠賺到錢。由於每種新藥的開發成本都高達幾億美元，藥廠通常會以高昂的研發成本為由，證明新藥高價與高淨利率是合理的。藥廠會將營收的百分之十再投入研發，這個比例比其他產業高出許多。不過，他們也會將高淨利率收入的很大一部分用在行銷上。對象除了醫師，近年來也投入愈多在患者身上，在美國政府許可下大打電視廣告。股市年年預測全球前幾大藥廠營收增長；營收無法成長的藥廠可能會被比較成功的藥廠合併或收購。我們每年都見到，製藥產業愈來愈被少數幾家超級藥廠主宰，而這些藥廠成爲巨獸都是靠併購而來。新處方藥價格驚人，再加上藥廠的財報亮眼，使得製藥產業近年來大衆形象不佳。而貧窮國家往往享受不到西方醫藥的好處，因爲藥廠強力將專利限制擴及全球，這點也引來許多人不滿。儘管政府已經對製藥產業立下許多規範，例如新藥價格的設定標準，但在輿論壓力之下，未來應該還會有更多限制。

與此同時，人們在新藥上的支出不斷上升。據估計，二〇二〇年全球處方藥銷售總金額將達到一兆美元。二〇一〇年，美國用藥者人均年支出爲一千至兩千美元；二〇一四年前十大藥物的用藥者人均年支出已經增加到了九千一百八十至五萬六千兩百一十二美元。單株抗體價格高昂是原因之一，但合成藥物同樣獲利豐厚：二〇一四年，瑞復美（一種沙利竇邁類似物）治療了一萬七千三百八十位患者，平均每位患者一年花費十六萬四千八百五十九美元；癌伏妥（一種酪胺酸激酶抑制劑）治療了七千兩百五十三位患者，平均每位患者一年花費十萬六千六百七十五美元；治療C型肝炎的核苷酸類似物索華迪（Sovaldi®）標價七萬八千美元。據估計，治療肺癌的兩種新單株抗體吉舒達（Keytruda®）和保疾伏，上市後幾年內將至少賺進十億美元。

美國藥廠定出的新藥價格實在太高，讓大多數歐洲國家的健保望之卻步，對發展中國家更是遙不可及。不過，美國的政府部門和保險公司似乎負擔得起。美國國會甚至於二〇〇三年通過法律，禁止聯邦醫療保險（爲年長者購買處方藥的政府部門）和藥廠議價。藥廠表示，罕見疾病藥物的研發成本依然偏高，他們沒辦法做賠本生意。目前絕大多數藥廠都已放棄抗生素和抗感染藥物的研發，所持的正是這個理由。

未來，抗生素和抗感染藥物的研發都需要政府補助。由於愈來愈多癌症患者及家屬高聲疾呼，要求取得高價的新療法，這促使英國政府從「癌症基金」

中撥出資金以滿足高度優先患者的需求。但這充其量只是權宜之計。除非出現競爭對手，否則單株抗體只會維持高價。雖然單株抗體就算專利過期，也不用擔心「學名藥」競爭，但歐洲藥品局已經許可讓「生物相似藥」在市場上和專利過期的單株抗體競爭（見第三章）。儘管美國尚未許可這項措施，但這或許是未來之路。

美國以外的患者可能得等新藥專利過期，便宜的「學名藥」或「生物相似藥」出現後才有機會。此外，人體對大多數抗生素和抗感染藥物的抗藥性愈來愈強，也已經是全球緊迫的危機，必須加緊處理。就算藥廠被說服，答應重回這個領域，可能也需要好幾年才會有新藥問世。

個人化藥物

隨著我們在基因和分子層面對疾病的理解迅速增加，去氧核醣核酸定序成本大幅降低，研究人員開始將這些新知應用到臨床醫學上。個人化藥物的趨勢興起，希望針對個別患者設計出專屬療法。

這個趨勢在癌症治療領域發展最迅速，目前已經開發出只對癌細胞中特定突變的患者有效的藥物。例如，「賀癌平」只對第二型人類表皮生長因子受體蛋白過度表現的患者有效；「艾瑞莎」（Irrisa）只對突變導致表皮生長因子受體（EGFR）過度表現的肺癌患者有療效；泰伏樂（taflinar）只對表現出BRAF-V600E基因的黑色素細胞癌有效。

因此，儘管才剛起步，市面上已經可以找到鎖定癌細胞中特定突變的藥物。我們希望使用癌細胞的去氧核醣核酸定序，找出引發癌症的突變模式與分子路徑，未來可以運用這些基因資訊開發個別療法，不再如目前只能鎖定器質性癌症（見表2）。其他疾病也可以使用這個方法。這個趨勢對製藥產業的影響很明顯。針對疾病的特定基因形態開發多重藥物將會非常花錢，很可能只會進一步推高藥價。

個體遺傳評估的另一個面向，是辨識出帶有癌症或其他疾病高風險的基因帶原者。大約有百分之五到十的乳癌，可能是BRAC1或BRAC2基因突變帶原者的遺傳性疾病。帶有此類突變基因的女性罹患乳癌和（或）卵巢癌的風險高達百分之八十，因此有些人會選擇切除乳房和卵巢作爲預防措施。在這一點上，遺傳資訊降低了未來患病的風險，也爲新藥提供了目標。

目前有些大型計畫正在進行，有數千名受試者參與，希望找出癌症和其他細胞的基因組成，讓我們對基因、突變和疾病之間的複雜關係有更新的理解。

另一個前衛研究領域是利用合成核醣核酸（RNA）作爲藥物。「信使核醣核酸」（mRNA）是轉譯自去氧核醣核酸序列的核酸，功能是擔任細胞核去氧核醣核酸（nuclear DNA）和特定蛋白質合成之間的傳訊者。合成信使核醣核酸可以被設計爲補充體內蛋白質、調節免疫系統作用或用作疫苗。目前已經開發出幾個這類新藥，正在進行臨床試驗。

還有一個更前衛的構想，是讓藥物鎖定人體內負責向上或向下調節基因表現的表觀遺傳（epigenetic）機制。

停止「向毒品宣戰」

二十世紀「向毒品宣戰」讓數以千計的年輕人因違反藥物相關法令而被捕，甚至入獄。根據這些法律，持有和販售管制娛樂用藥物是犯罪行爲。

到了二十一世紀，許多人逐漸明白這樣做是不管用的。就算面對嚴刑峻法，娛樂用藥物的販售與使用依然持續增長，並且不斷有新型變種藥物（「合法興奮劑」）出現，挑戰既有法律的極限。

過去兩百年來，我們社會對藥物的態度有過幾次根本上的變化：鴉片和古柯鹼從好東西變成壞東西，尼古丁也是如此。大麻雖然違法，每年有數十萬人因此被捕入獄，卻也有許多政府開始認爲大麻並不比酒精或菸更危險。有些國家已經將大麻合法化，將它當成菸酒一樣只進行管制。這或許是社會態度和立法上的轉捩點，就像二十世紀對菸的態度徹底翻轉那般。

Blass, B., *Basic Principles of Drug Discovery* (London: Elsevier, 2015).

第六章——展望未來

Breast Cancer Risk Factors: *Genetics* <http://www.breastcancer.org/ risk%20 factors/genetics> (visited 18.05.2015).

Shaugnessy, A., 'Monoclonal Antibodies: Magic Bullets with a Hefty Price Tag', *British Medical Journal* (2012), <http://www.bmj.com/ content/345/bmj. e8346>.

Humphries C. *Cancer Treatment Gets Personal* (2013) <http://harvardmaga-zine.com/2013/11/cancer_treatment_gets_personal>.

Sahin, U., Kariko, K., and Tureci, O., 'mRNA-based Therapeutics— Developing a New Class of Drugs', Nature Reviews, *Drug Discovery* 13 (2014): 759–79.

Gibson, M., *The Long Strange History of Birth Control* (2015). <www. time. com/3692001/birth-control-history-djerrasi/> (visited 26.12.15).

第四章——娛樂用藥物

Advisory Council on the Misuse if Drugs. *Consideration of Naloxone* (2012). <https://www.gov.uk/government/publications/ consideration-of-naloX-one>.

Advisory Council on the Misuse of Drugs, *Cocaine Powder: Review of its Prevalence, Patterns of Use and Harm* (2015).<https://www.gov.uk/government/publications/cocaine-powder- review-of-its-prevalence-patterns-of-use-and-harm>.

Benowitz, N. L., *The Biology of Nicotine Dependence* (CIBA Foundation Symposium 152; Chichester: John Wiley & Sons, 1990).

Dargan, P., and Wood, D. M., *Novel Psychoactive Substances* (London: Academic Press, 2013).

Huxley, A., *The Doors of Perception* (London: Chatto and Windus, 1953).

Huxley, A., *Heaven and Hell* (London: Chatto and Windus, 1956).

Liu, B. Q., et al., 'Emerging Tobacco Hazards in China. I: Retrospective Proportional Mortality Study of One Million Deaths', *British Medical Journal*, 317 (1998): 1411–22.

Peto, R., et al., 'Smoking, Smoking Cessation, and Lung Cancer in the UK since 1950: Combination of National Statistics with Two Case Control Studies', *British Medical Journal*, 321 (2000): 323–9.

第五章——開發新藥

Hansel, T. T., Kropshofer, H., Sionger, T., Mitchell, J. A., and George, A. J. T., 'The Safety and Side Effects of Monoclonal Antibodies'. Nature Reviews, *Drug Discovery*, 9 (2010): 325–50.

參考資料

第一章——歷史

Berridge, V., and Edwards, G., *Opium and the People* (London: St Martin Press, Allen Lane, 1981).

Culpeper, N., *Pharmacopoeia Londinensis* (1649).

Encyclopaedia Britannica (2015), 'Medicine—History of: Medicine and Surgery before 1800': <www.britannica.com>.

Hoffmann, A., 'History of the Discovery of LSD', in A. Pletscher and D. Ladweig (eds.), *50 Years of LSD* (London: Parthenon Publishing Group, 1994).

第二章——藥理

Rang, H., Ritter, J. M., Flower, R. J., and Henderson, G., *Rang & Dale's Pharmacology*, 8th edn. (London: Elsevier Ltd., 2016).

Brunton, L. L., Parker, K. L., Blumenthal, D., and BuXt, I. (eds.), *Goodman and Gilman's Manual of Pharmacology and Therapeutics* (New York: McGraw Hill, 2007).

第三章——醫療用藥物

WHO Media Centre. Fact Sheet 194. *Antimicrobial Resistance*, updated April 2015.

O'Neill, J., *Antimicrobial Resistance: Tackling a Crisis for the Health and Wealth of Nations* (London: UK Government, 2014).

National Cancer Institute. *Targeted Cancer Therapies* <http://www.cancer.gov/cancertopics/treatment/types/targeted-therapies> (visited 23.04.2015).

Fischer, J. (ed.)., *Successful Drug Discovery, vol. 1* (Oxford: J. Wiley & Sons, 2015).

Nutt, D., Robbins, T. W., Stimson, G. V., Ince, M., and Jackson, A. (eds.), *Drugs and the Future: Brain Science, Addiction and Society* (Oxford: Elsevier, 2007).

Powledge, T. 'Behavioral Epigenetics: How Nurture Shapes Nature', *Bioscience*, 61 (2011): 588–92.

Stone, T., and Darlington, G., *Pills, Potions and Poisons: How Drugs Work* (Oxford: Oxford University Press, 2000). An introductory book written for the non-specialist reader.

第四章——娛樂用藥物

Berridge, V., *Demons: Our Changing Attitudes to Alcohol, Tobacco, and Drugs* (Oxford: Oxford University Press, 2013).

Iversen, L., *The Science of Marijuana*, 2nd edn. (Oxford: Oxford University Press, 2008). A review of how cannabis works and the pros and cons of its medicinal or recreational use, written for the non-specialist.

Jay, M. (2000), *Emperors of Dreams: Drugs in the Nineteenth Century* (Sawtry, Cambs.: Dedalus, 2000). A well-written account of the social history of recreational drug use in the 19th century, from laughing gas and ether to heroin and cocaine.

Robson, P., *Forbidden Drugs*, 2nd edn. (Oxford: Oxford University Press, 1999). Readable account of recreational drugs and drug abuse.

Shulgin, A., and Shulgin, A., *PiHKAL: a Chemical Love Story* (Berkeley, CA: Transform Press, 1997).

Stone, T., and Darlington, G., *Pills, Potions, and Poisons* (Oxford: Oxford University Press, 2000).

第五章——開發新藥

Warne, P., *How Drugs Are Developed: An Introduction to Pharmaceutical R&D*, SCRIP Reports (London: PJB Publications Ltd., 2003).

第六章——展望未來

Duke, S. B., *The Future of Marijuana in the United States* (2013) <http://digitalcommons.law.yale.edu/fss_papers/4842>.

延伸閱讀

第一章——歷史

Gerald, M. C., *The Drug Book: From Arsenic to Xanax, 250 Milestones in the History of Drugs*, Sterling Milestones (New York: Sterling, 2013).

Karlen, A., *Plagues Progress: A Social History of Man and Disease* (London: Victor Gollancz, 1995)，本書很好地說明了傳染病如何影響歷史。

第二章——藥理

Rang, H., Ritter, J. M., Flower, R. J., and Henderson, G., *Rang & Dale's Pharmacology*, 8th edn. (London: Elsevier Ltd., 2016).

Brunton, L. L., Parker, K. L., Blumenthal, D., and BuXt, I. (eds.), *Goodman and Gilman's Manual of Pharmacology and Therapeutics* (New York: McGraw Hill, 2007).

第三章——醫療用藥物

Cancer Research UK—Official Site <https://www.cancerresearchuk. org>.

Healy, D., *The Antidepressant Era* (Cambridge, MA: Harvard University Press, 1997).，本書針對非專業讀者而寫，對20世紀抗憂鬱藥物的歷史進行了引人入勝的描述。

Iversen, L., *Speed, Ecstasy, Ritalin: The Science of Amphetamines* (Oxford: Oxford University Press, 2008).

Iversen, L., Iversen, S., Bloom, F., and Roth, R., *The Biochemical Basis of Psychopharmacology* (Oxford: Oxford University Press, 2008). An introduction to the mechanism of action of CNS drugs, and their use in medicine.

迪奧斯科里德斯 Dioscorides
埃利恩 Elion, Gertrude
埃爾利希 Ehrlich, Paul
柴恩 Chain, Ernst
格拉斯哥大學 Glasgow University
桑格 Sanger, Margaret
海頓化學公司 Heyden Chemical Company
馬歇爾 Marshall, Barry
寇爾布魯克 Colebrook, Leonard
莫頓 Morton, William
麥查蘭 Mechoulam, Raphael
麥康梅 McCormick, Katherine
斯諾 Snow, John
舒爾金 Shulgin, Alexander
華倫 Warren, Robin
費雷拉 Ferreira, Sergio
愛德華茲 Edwards, G.
《感官之旅》*The Doors of Perception*
楊森 Janssen, Paul
葛林加德 Greengard, Paul
葛蘭素藥廠 Glaxo
達林頓 Darlington, G.
雷伊醫師 Dr. Edris Rice-Wray
福田 Fukuda, Keiji
精神物質法案 Psychoactive Substances Bill
翟若適 Djurassi, Karl
蓋德姆爵士 Sir John Gaddum
赫胥黎 Huxley, Aldous
《領土防禦法》Realm Act
德尼克 Deniker, P.
德雷 Delay, J.
德雷澤 Dreser, Heinrich
《鴉片與人》*Opium and the People*
霍夫曼，艾伯特 Hoffmann, Albert
霍夫曼，費利克斯 Hoffmann, Felix
戴維 Davy, Humphrey
《藥丸、藥水與毒藥》*Pills, Potions, and Poisons*
《藥局法》Pharmacy Act
《藥物論》*De materia medica*
《藥物濫用條例》Misuse of Drugs Act
蘭利 Langley, J. N.

名詞對照表

〈一位醫師對避孕藥的反對意見〉The Doctor's Case Against the Pill
《大麻稅法》Marijuana Tax Act
《反制菸草》*A Counterblaste to Tobacco*
《天堂與地獄》*Heaven and Hell*
巴斯德 Pasteur, Louis
《心血運動論》*De motu cordis*
卡爾培柏 Culpeper, Nicholas
卡爾森 Carlsson, Arvid
史東 Stone, T.
尼曼 Niemann, Albert
布雷克 Black, James
平克斯 Pincus, Gregory
弗洛禮 Florey, Howard
多馬克 Domagk, Gerhard
米爾斯坦 Milstein, Cesar
老普林尼 Pliny the Elder
《自然史》*Natural History*
艾梭羅德 Axelrod, Julius
利奧波德王子 Prince Leopold
希波克拉底 Hippocrates
希特利 Heatley, Norman
希欽斯 Hitchings, George Herbert
希嫚 Seaman, Barbara
希爾大藥廠 G.D.Searle
李斯特 Lister, Joseph
杜弗 Dover, Thomas
汽巴－嘉基公司 CIBA-GEIGY
貝瑞吉 Berridge, V.
辛泰藥廠 Syntex
辛普森 Simpson, James Young
阿斯特拉藥廠 Astra
哈維 Harvey, William
柯立芝 Coleridge
柯勒 Köhler, Georges
洛克 Rock, John
美國國家癌症研究院 US National Cancer Institute
英國國民保健署 UK NHS
英國國家健康暨照護卓越研究院 National Institute of Clinical Excellence, NICE
《英國醫學期刊》*British Medical Journal*
范恩 Vane, John
計畫生育聯合會 Planned Parenthood Federation

左岸｜心靈 371

藥：牛津非常短講 009

Drugs: A Very Short Introduction

作　　者　萊・伊維森 Les Iversen
譯　　者　賴盈滿

總 編 輯　黃秀如
責任編輯　孫德齡
特約編輯　蘇暉筠
校　　對　劉佳奇、劉書瑜
企畫行銷　蔡竣宇
封面設計　日央設計
內文排版　宸遠彩藝

出　　版　左岸文化／遠足文化事業股份有限公司
發　　行　遠足文化事業股份有限公司（讀書共和國出版集團）
　　　　　231 新北市新店區民權路 108-2 號 9 樓
電　　話　（02）2218-1417
傳　　眞　（02）2218-8057
客服專線　0800-221-029
E-Mail　rivegauche2002@gmail.com
左岸臉書　https://www.facebook.com/RiveGauchePublishingHouse/
團購專線　讀書共和國業務部　02-22181417 分機 1124

法律顧問　華洋法律事務所　蘇文生律師
印　　刷　呈靖彩藝有限公司
初　　版　2024 年 2 月
定　　價　300 元
I S B N　978-626-7209-88-2（平裝）
　　　　　978-626-7209-82-0（EPUB）
　　　　　978-626-7209-83-7（PDF）

國家圖書館出版品預行編目(CIP)資料

藥：牛津非常短講9
萊・伊維森（Les Iversen）著；賴盈滿譯.
——初版——新北市：左岸文化出版：遠足文化事業股份有限公司發行, 2024.02
160面；14x20公分. ——(左岸心靈；371)
譯自：Drugs: a very short introduction.
ISBN 978-626-7209-88-2(平裝)
1. CST: 藥學
418 113000119